Thierry Souccar

La guía de los nuevos estimulantes

Más eficacia
Más inteligencia
Más concentración
Más energía
Más optimismo
Más tono sexual
Más creatividad

**Prefacio del profesor
Jean-Robert Rapin**

iUniverse.com, Inc.
San Jose New York Lincoln Shanghai

LA GUÍA DE LOS NUEVOS ESTIMULANTES

This edition republished by
arrangement with iUniverse.com, Inc.

For information address:
iUniverse.com, Inc.
5220 S 16th, Ste. 200
Lincoln, NE 68512
www.iuniverse.com

Originally published by Editions Albin Michel

ISBN: 0-595-19349-8

Printed in the United States of America

Para Didier, pionero de los psico-estimulantes
Para Andrea y Stefano, que han seguido otros caminos

ADVERTENCIA

El objetivo de este libro es proporcionar información de las sustancias que actúan sobre el funcionamiento del cerebro y de las situaciones en las que se utilizan. Por lo tanto, se trata de una encuesta y no de una guía prescriptiva. El lector interesado en el empleo de estas sustancias debe consultar al médico. Los ejemplos que aparecen en el libro y las dosis mencionadas son de orden general y teórico. No tienen la validez de una receta médica. No han sido adaptadas a la situación particular de cada uno y no deben ingerirse sin un control médico.

Algunos medicamentos citados en el libro se utilizan con un objetivo diferente al que fueron introducidos en el mercado. Sólo los médicos pueden prescribirlos para indicaciones que no figuran en la autorización inicial, pero, en este caso, el paciente se encuentra bajo responsabilidad del galeno.

El autor no se responsabiliza de las sociedades extranjeras cuyas direcciones aparecen en el libro, ni de los productos que comercializan. Estas informaciones son sólo a título informativo y como fuente complementaria de información.

La automedicación comporta riesgos.
Los medicamentos son sustancias activas. Su ingesta sin control médico o para usos que no han sido demostrados puede hacer peligrar la salud.

Prefacio
del Pr. Jean-Robert Rapin

Recuerdo una sesión de la comisión encargada de otorgar las autorizaciones de comercialización de los medicamentos. Ese día, se dudó de dar luz verde a un producto destinado a estimular las funciones intelectuales. Pero llegó el informe de un nuevo calmante, de la familia de las benzodiacepinas; se trataba de la vigesimoséptima molécula de esta clase que iba a introducirse en el mercado: el informe fue aceptado. Entonces, me planteé si temíamos, llegado este punto, una revolución, por animar la comercialización de todos estos calmantes.

No sólo en el terreno legal los estimulantes presentan más puntos negativos que los calmantes para ser reconocidos: la sociedad en general los acepta menos.

El libro de Thierry Souccar tiene el mérito de recuperar el interés por estas sustancias que yo ya conocía a fondo por haberlas estudiado durante mucho tiempo y que, en realidad, son adaptógenas, es decir, que puntualmente pueden ayudarnos a adaptarnos mejor a las dificultades de lo que nos rodea.

Otro mérito de este libro es mostrar que la respuesta a estas dificultades no siempre pasa por la ingesta de un medicamento. ¿Qué criterios nos diferencian de nuestros antepasados y por qué nos quejamos del ritmo de vida actual?

Hoy en día, el nivel de estrés no es más alto que en la época en que era fácil y frecuente que a uno le desvalijaran o le mataran por la calle; y, sin duda, el trabajo, actualmente, es mucho menos pesado que antaño. La calidad de la alimentación es superior y la esperanza de vida se acerca a los ochenta años. Entonces, ¿qué sucede? Yo creo que la insatisfacción tiene su origen en la falta de motivación en las personas acostumbradas a tener un remedio para todo. Si uno está demasiado gordo, un medicamento debe hacerle perder el sobrepeso; si uno padece insomnio, otro medicamento le hará dormir. Nunca nos planteamos buscar la causa de estos problemas. Antes que nada, se debe consultar al médico, que puede detectar una enfermedad grave. Pero, en nueve de cada diez casos, los lamentos no disimulan ninguna enfermedad. Entonces, ¿por qué recetar medicamentos muy activos y, a menudo, tóxicos? ¿Sabía que los enfermos ingresados en un hospital consumían antes de su ingreso una media de siete medicamentos diferentes? Casi se puede hablar de alimentarse con medicamentos sin tener en cuenta los riesgos de una interacción entre moléculas. Cuando se suprimen todos los productos inútiles, el enfermo mejora.

No se trata de cuestionar ahora el papel indispensable del médico, sino, simplemente, de recordar que existen medicamentos, tradicionales o modernos, que, en algunos casos, han sido eficaces. Pero, atención, es el médico quien debe decidir la necesidad real de un tratamiento y la utilización de un producto más allá de las indicaciones legales.

Apoyado por numerosas referencias científicas, este libro nos introduce en el núcleo de los mecanismos que deciden nuestra forma física e intelectual. Lejos de recetas preestablecidas, evalúa los medios a nuestra disposición e invita a que cada uno reflexione y evalúe la oportunidad de concienciarse. Al mismo tiempo, actualiza el antiguo adagio de Hipócrates: «Que tu alimento sea tu medicina», una fórmula muchas veces ignorada u olvidada que tiene numerosas repercusiones tanto sobre el comportamiento humano como sobre su físico.

La lectura de este libro inducirá a la ingesta de un euforizante, unido a un antiamnésico (para no olvidar nuestras medicinas), unido a un antiestresante, etcétera. El riesgo no es tanto la toxicidad de los productos presentados, ya que ésta es débil o inexistentes; el riesgo es descubrir una carencia allí donde el cuerpo y el espíritu funcionan perfectamente bien. Se debe confiar en el sentido común del lector, que le evitará caer en esta trampa y que encontrará en este libro coraje, entusiasmo y la ocasión de recuperar la fe en sí mismo.

Jean-Robert Rapin
Profesor de farmacia
Director científico del Centro europeo
de bioprospectiva
(Mont Saint Aignan)

Por qué los psicoestimulantes

Hace unos años, cuando vivía en el sur de California, estaba de paso por San Francisco y mis amigos me invitaron a acompañarles por la noche a un bar de la ciudad, un sitio que, según ellos, despertaría mi curiosidad. El bar llevaba el nombre de Nutrient Café, y ello sólo ya me intrigaba. En efecto, *nutrient* significa nutriente y, en ese momento, yo trabajaba en un libro dedicado a las vitaminas. El Nutrient Café fue mi primer y único encuentro con uno de esos *smart bars* de los que tanto habla la prensa estadounidense, es decir, una lugar inundado de música tecno donde el barman sirve unos cócteles tan multicolores como raros son sus nombres: Intellex, Energy Elixir, Psuper Psonic Psibertonic, MemTrax. Los consumidores daban la impresión de «ir a cien por hora», aunque esas bebidas no contenían alcohol; pero sí estaban compuestas de una asociación de plantas, aminoácidos, vitaminas y minerales.

Los *smart bars* proliferaron en Estados Unidos a principios de los noventa, siguiendo los pasos de las noches de éxtasis inglesas. En estas reuniones, la droga éxtasis circulaba con facilidad (un fenómeno bastante frecuente hoy en día), y algunos bioquímicos habían sugerido que los efectos indeseables de esta droga podían ser neutralizados por sustancias naturales como la vitamina B3, y que otras sustancias naturales podían aportar el ímpetu necesario para bailar durante toda la noche.

Así nació la costumbre de consumir, en las salidas nocturnas, bebidas a base de nutrientes. Habían nacido los *smart bars* que acabaron por contar con una asidua clientela, sobre todo entre los universitarios. No se tomaba éxtasis ni alcohol, sino fórmulas naturales cada vez más sofisticadas con un poder psicoestimulante. Son fórmulas que se encuentran también en las *energy drinks* que han aparecido en Europa y Japón a partir de 1995.

La idea de escribir este libro surgió durante la visita al Nutrient Café de San Francisco: los psicoestimulantes ¿son realmente eficaces?, ¿quién los utiliza?, ¿cómo?

¿QUIÉN TOMA PSICOESTIMULANTES?

He preguntado a muchas personas que utilizan sustancias para mejorar el funcionamiento de su cerebro. Pero cuando se pregunta al grueso de la población, la respuesta no es fácil. ¿Quién utiliza los psicoestimulantes? ¿Los 20 millones de bebedores de café? ¿Los 18 millones de fumadores? ¿Los 5 millones de españoles consumidores de alcohol? ¿El millón de españoles a quienes se ha prescrito el Prozac®? ¿Los 5 millones que consumen regularmente somníferos y tranquilizantes? Con seguridad, no. Todas estas sustancias afectan al cerebro, pero la sociedad juzga su consumo natural y justificado.

Los otros psicoestimulantes y quienes los utilizan no siempre están bien vistos: cuando se publicó, en 1988, el libro *300 médicament pour se surpasser* (Balland), apareció una lista de psicoestimulantes vendidos en farmacias (la lista se encuentra en una guía de medicinas), lo que provocó tal alarma que se llegó a rozar la prohibición. Sin embargo, los consumidores de psicoestimulantes, al menos todos los casos que yo conozco, no son peligrosos activistas que amenacen los fundamentos de la sociedad. Son estudiantes preparando sus exámenes. Directivos de empresas preocupados que deben luchar contra el estrés, encontrar mejores ideas y cuyo nerviosismo no puede traicionarles. Son hombres y mujeres de más de 50 años, activos y deportistas, que desean conservar su tono físico y psíquico. Y, cómo no, los clientes del Nutrient Café de San Francisco.

Estos aficionados, asiduos u ocasionales, obtienen un extraordinario provecho del conocimiento del cerebro, con el apoyo de laboratorios farmacéuticos que buscan el medicamento para el alma o contra el envejecimiento. Pero nos equivocaríamos si creyéramos que sólo piensan en los medicamentos, como hacían los estudiantes de los años sesenta, grandes amantes de las anfetaminas. En estos últimos años, lo que ha cambiado es la percepción de la importancia de la nutrición sobre los mecanismos fisiológicos que se creían el único motor de los medicamentos.

Nunca se reconocerá lo mucho que la nutrición debe a la bioquímica. Ésta puede explicar cómo simples moléculas de alimentos pueden incidir en las funciones mentales; de aquí el interés que la bioquímica despierta en los consumidores de psicoestimulantes, cuya primera vocación es optimizar las reacciones químicas del organismo.

Pero la irrupción de la nutrición dificulta aún más la respuesta a nuestra pregunta. ¿Quién toma psicoestimulantes? Los trabajos de Richard Wurtman y de su equipo del Massachusetts Institute of Technology (Cambridge) han demostrado que las proteínas de la alimentación permiten estar más despierto, vigilante, atento, incluso agresivo. Y que los glúcidos (azúcares) vuelven más letárgico, somnoliento. Muchos estudios apuntan que niños hiperactivos, muy amantes de los dulces, utilizan el azúcar para calmarse. Otro ejemplo. Las vitaminas, los minerales y otras sustancias de la alimentación son indispensables para el correcto funcionamiento del cerebro. Diversos trabajos han demostrado que los escolares que toman alimentos ricos en vitaminas y minerales tienen un CI en progresión. A lo largo de la lectura de este libro, el lector descubrirá que toda sustancia alimenticia posee en mayor o menor medida un efecto psicoestimulante.

De los betabloqueantes a las *energy drinks*

En Estados Unidos, la corriente en favor de los psicoestimulantes se ha desarrollado en los medios que se preocupaban de la nutrición, como la Life Extension Foundation. Entre los principales promotores, podemos citar a los excéntricos Durk Pearson y Sandy Shaw, dos bioquímicos, Ross Pelton (también bioquímico) o John Morgenthales, autor del libro *Better Sex Through Chemistry* (Una mejor sexualidad gracias a la química). Pero es sobre todo a Ward Dean y a Steven Fowkes, del Cognitive Enhancement Research Insitute (CERI), a quienes se les debe el movimiento a favor de los psicoestimulantes, gracias a dos volúmenes de *Smart Drugs and Nutrients* y a las cartas publicadas por el instituto. Dean y Fowkes no se limitaron a la promoción de moléculas naturales, sino que se interesaron por los efectos de la fenitoína (un anticonvulsivo) y de la L-Dopa (recetada en la enfermedad de Parkin-son) en un empleo casi diario entre las personas con buena salud.

LA GUERRA DE LOS CIEN AÑOS
DE LA LIFE EXTENSION FOUNDATION

A finales de los años setenta, Saul Kent se encontró con William Faloon. Uno era periodista, el otro.. enterrador. No tenían nada en común, salvo: «Saul y William querían vivir el mayor tiempo posible», explicó Steven Hennenfent. En 1980, Kent y Faloon crearon la Life Extension Foundation con la finalidad de «ayudar a sus miembros a vivir el mayor número de años posible y con buena salud». La mayoría de los socios de la asociación cuentan con buena salud y permanecen en ella muchos años. Sus preguntas se refieren a los tratamientos o productos que no están disponibles en el territorio estadounidense. Life Extension Foundation no se limita a aconsejar la toma de una u otra sustancia. «Intentamos que los productos estén a disposición de nuestros socios —declara William Faloon—. Así, un socio que se ha informado de los efectos de un medicamento o de un nutriente puede conseguirlo a través de la asociación». Con el paso de los años, Life Extension ha promovido una amplia gama de productos no convencionales o no legalizados para retrasar el envejecimiento o para optimizar las funciones mentales.

Una mañana de febrero de 1987, un grupo de «acción» de la FDA (Food and Drug Administration) interpuso una demanda, y armados hasta los dientes se presentaron en la sede de la Foundation. Los dirigentes, Faloon y Kent, fueron entregados a la justicia. Desde ese momento, la guerra psicológica hizo estragos.

Actualmente, la asociación cuenta con 25.000 socios, entre ellos un número considerable de médicos e investigadores. Los *Life-extensionistas* son grandes consumidores de vitaminas y otros antioxidantes Buscan las sustancias que pueden retardar el envejecimiento, como la hidergina, el deprenil o, incluso, la DHEA y la melatonina. Para Steven Hennenfent, el elixir de la juventud está al alcance de la mano: «En mi familia casi nadie ha superado los ochenta años debido a problemas cardiovasculares. Yo he decidido cambiar la situación. Hace cuatro años decidí no comer carne; tomo pescado, bebo té verde, tomo vitamina C y E, coencima Q10. Pienso llegar a los ciento diez años...»

En algunos países de Europa, el uso de psicoestimulantes es algo individual: ni reivindicación ni proselitismo. Los interlocutores privilegiados son el farmacéutico y el médico, mientras que la televisión sólo transmite publicidad de ciertos medicamentos. Las medicinas más solicitadas durante la época de exámenes son los betabloqueantes, que pueden disminuir la sensación de nerviosismo. También los toman pacientes de edad avanzada que se quejan de problemas de memoria.

En otro registro, se debe observar la penetración de las bebidas *energy drinks* que representan el 1% de las ventas de las bebidas no alcohólicas. Las *energy drinks* tienen su origen en fórmulas calcadas de las *smart drinks* estadounidenses. En Estados Unidos, estas fórmulas no parecían ser capaces de provocar efectos como «subirse por las paredes», «elevarse a un metro del suelo», «mantenerse en pie 48 horas seguidas». Las bebidas producían un ligero efecto estimulante, pero sobre todo apartaban a una población débil de los efectos del alcohol y de la droga. Pero este argumento en la mayoría de países europeos no cuajó y las *energy drinks* han sido sometidas a la aplicación de una estricta reglamentación, que las ha despojado de la mayoría de sus nutrientes para dejarlas en un poco de cafeína y de agua azucarada.

Tanto si se trata de píldoras como de *smart drinks*, la pregunta que se plantea es: ¿son realmente eficaces? Para escribir este libro, he revisado la literatura científica sobre el tema y he preguntado a quienes las consumían sobre el efecto que les producían. La investigación científica continúa, aunque los grandes laboratorios científicos se centran más en el terreno lucrativo de los antidepresivos, los somníferos y los tranquilizantes. En el futuro, y este libro es reflejo de esta tendencia, la mayoría de los psicoestimulantes tendrán un origen nutritivo —por ejemplo, precursores de los neurotransmisores— o natural (plantas o extractos de plantas).

A MODO DE CONCLUSIÓN

En este libro se recoge, sin tomar partido, un largo mosaico de productos, aunque con algunas reservas. Para llegar al final de mi objetivo —describir el uso actual de moléculas psicoestimulantes (no estupefacientes)— tendría que presentar muchas otras sustancias. Pero no lo he hecho, ya que no deseo extenderme en el uso de productos cuyo manejo es muy delicado, como es el caso de la L-Dopa o los betabloqueantes. Mi opinión queda reflejada a lo largo de toda la obra: sí a los psicoestimulantes pero a condición de no convertirlos en medicinas para uso diario. Para mejorar la memoria, nos podemos decantar por sustancias naturales, como la lecitina. Esta opinión se refleja en la presentación de diferentes sustancias para un mismo objetivo, de la más natural a la más delicada en cuanto a su empleo. Por último, este libro aborda diversos casos espinosos. Por ejemplo, el caso de sustancias que tienen estatuto de medicamento en unos países, con una indicación precisa y, en otros, gozan de otro estatuto y otra indicación. Así, en el libro se encuentran sustancias cuya venta es legal en algunos países, pero está prohibida en otros, lo que significa que ni la calidad ni la inocuidad de estas sustancias se puede garantizar.

Espero que este libro contribuya a despertar el interés del lector por este fantástico órgano llamado cerebro y que le ayude a concienciarse del impacto de la nutrición en nuestra vida diaria.

¡Buena lectura y larga vida a vuestras dendritas!

Pequeñas cosas fundamentales sobre el cerebro...

La memoria, las emociones, el comportamiento ponen en funcionamiento todas las partes del cuerpo; pero el cerebro es el verdadero centro de mando de todo ello. El funcionamiento del cerebro sigue siendo un enigma, pero la biología y la bioquímica nos permiten saber algunas cosas fundamentales. Para conocer cómo las moléculas pueden actuar sobre la atención, el recuerdo, el sentimiento o el estrés, es imprescindible una visita al centro de mando: el cerebro. Para comprender por qué algunas funciones del cerebro se deterioran con el tiempo es indispensable hacer un breve recorrido al centro de las células.

LAS NEURONAS

El cerebro está aislado del resto del cuerpo por una cubierta llamada barrera hemomeníngea. Es muy selectiva e impide el paso de según qué sustancias al cerebro.

El cerebro está constituido por miles de millones de células nerviosas, llamadas neuronas. Las neuronas se ven sometidas a cada instante a descargas eléctricas que son el medio de transmisión de la información.

Una neurona puede detectar pequeñas corrientes eléctricas

y transmitirlas a otras células. Es el flujo que determina el proceso del pensamiento.

Al igual que otras células del cuerpo, una neurona posee una membrana y un núcleo. Pero, a diferencia del resto de células, posee unos pequeños filamentos, llamados dendritas y axones, que la prolongan —por lo general, hay varias dendritas y un solo axón—. La señal se recibe a nivel de las dendritas, se envía a la célula y desencadena (o no) una señal-enlace que viaja a lo largo del axón hasta las dendritas de otras neuronas.

La longitud del axón varía, pudiendo superar el metro. Por ejemplo, tenemos a nivel de los pies células nerviosas destinadas a transmitir información al centro del equilibrio del cerebro. Tres axones prolongan estas células nerviosas. La información transmitida al cerebro debe ser lo suficientemente rápida como para impedir que nos caigamos al andar.

Pero ¿cómo transmiten la información las neuronas?

CÓMO SE TRANSMITEN LOS MENSAJES

Al final de los axones, se encuentran pequeñas protuberancias llamadas terminales sinápticos. Estos terminales están vinculados a las dendritas de otras neuronas. En realidad, los terminales sinápticos no están directamente en contacto con las dendritas. Entre ellos se extiende un espacio ínfimo llamado sinapsis. La sinapsis es la zona precisa por donde la señal pasa de una célula a otra.

Para encaminar la señal a través del estrecho espacio de la sinapsis, el terminal sináptico de la neurona utiliza una sustancia que almacena en pequeñas vesículas y que libera en el espacio que la separa de las dendritas de la neurona vecina. Esta sustancia se denomina neurotransmisor. El neurotransmisor es sólo un mensajero químico. Espera en sus vesículas a que un impulso eléctrico, después de recorrer el axón, le impulse hacia el otro lado del espacio sináptico. Entonces, atraviesa el pequeño espacio que le separa de la pared de la dendrita. Allí, es captado por los alojamientos espaciales situados en la superficie de la dendrita y que se denominan receptores (ver esquema de la página 24). La llegada de un neurotransmisor a los receptores desencadena una serie de reacciones bioquímicas que dan lugar a una señal eléctrica. Así es como se propagan las señales que permiten la vida.

LOS NEUROTRANSMISORES: LA BIOLOGÍA DE LAS EMOCIONES

Los neurotransmisores son indispensables para nuestro bienestar, ya que son los que permiten la comunicación entre el cerebro y el resto del cuerpo. Sin ellos, no habría contracción muscular —voluntaria o involuntaria—. No habría respiración. Las hormonas no se liberarían. Sin ellos seríamos incapaces de pensar, ver, comprender, recordar, expresar penas o alegrías.

Muchas sustancias juegan el papel de neurotransmisores cerebrales. Algunas son utilizadas directamente a partir de la alimentación. Éstas franquean la barrera hemomeníngea y son captadas por las neuronas. Se trata, por ejemplo, del caso del ácido glutámico o de la glicina, dos aminoácidos que se encuentran en las proteínas. Son un poco la muestra del antiguo adagio: «se es lo que se come».

Otros presentan estructuras un poco más complejas, y el cerebro debe combinar varias de estas sustancias para fabricarlos, y promover la intervención de otras sustancias, como los minerales o las vitaminas para que las reacciones químicas

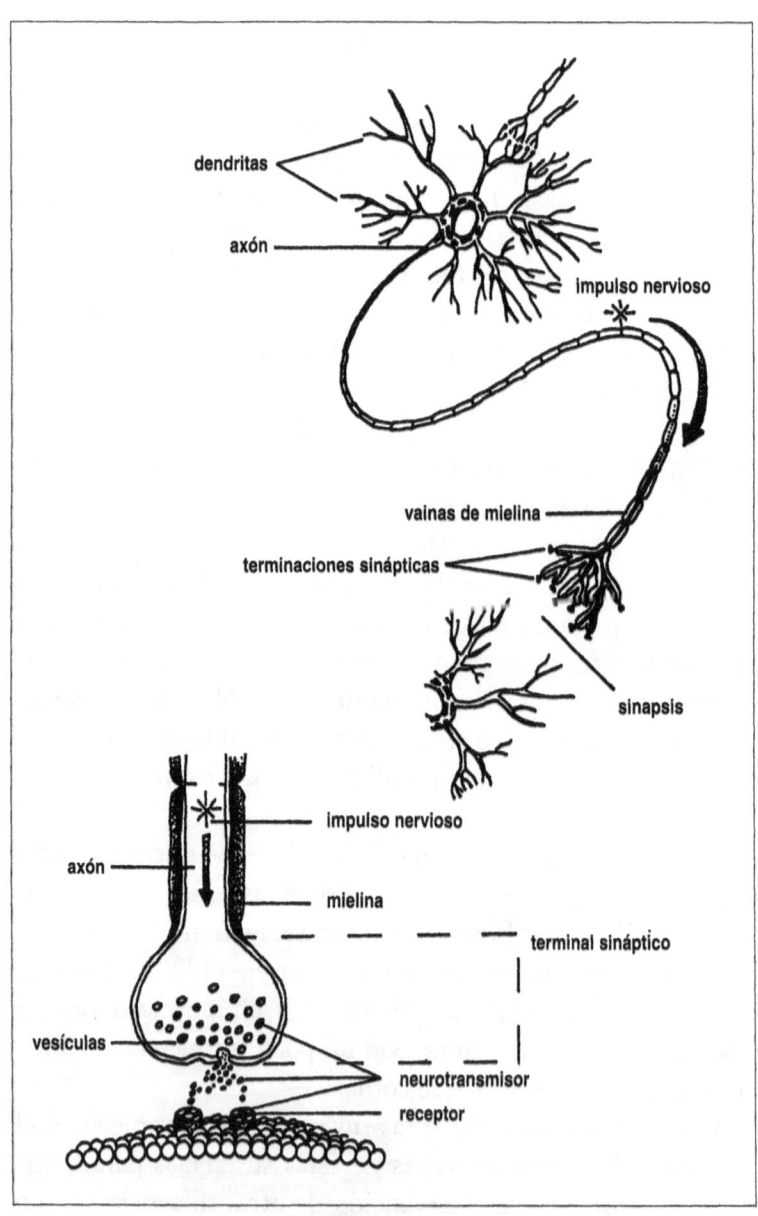

EL FUNCIONAMIENTO DE LAS NEURONAS

necesarias para su fabricación se produzcan con normalidad. Estos neurotransmisores un poco más sofisticados son fabricados directamente por las neuronas, para, seguidamente, ser almacenados en las vesículas.

Los neurotransmisores juegan múltiples funciones y es difícil atribuirle a cada uno un rol determinado sobre algún aspecto de nuestro comportamiento. Pero cuando la acción de los neurotransmisores se ve dificultada, aparecen problemas de comportamiento, como ansiedad, depresión e, incluso, agresividad. Ahora bien, en la actualidad es posible dosificar en la orina o en la sangre los productos de degradación de estos neurotransmisores, es decir, dosificar su acción en el cerebro. Estas dosis permiten un mejor conocimiento entre un neurotransmisor determinado y un comportamiento concreto.

LOS 6 SUPERNEUROTRANSMISORES DEL CEREBRO

Los neurotransmisores tratados en este libro son los más importantes del cerebro por el control que ejercen sobre las neuronas. También son los más estudiados y los objetivos de las moléculas naturales (nutrición) o de síntesis (medicamentos).

Acetilcolina: el memorizante

La acetilcolina es uno de los más importantes neurotransmisores que no se fabrica a partir de un aminoácido. Se sintetiza a partir de una sustancia de la alimentación, la colina (ver página 250) y de la forma activa de la vitamina B5.

La acetilcolina es un neurotransmisor que interviene en el control de los movimientos, incluyendo el pulso, así como en numerosas funciones fisiológicas. Es también el mensajero químico de la memoria. Las regiones del cerebro que presentan una mayor densidad de neuronas que utilizan la colina son las que degeneran en la enfermedad de Alzheimer. Incluso en las personas que gozan de buena salud, con la edad, el organismo fabrica menos acetilcolina. Esta situación es el origen de problemas de memoria, falta de concentración, olvidos. Resumiendo, la acetilcolina dirige la capacidad para retener una información, almacenarla y recuperarla en el momento necesario. Cuando el sistema que utiliza la acetilcolina se ve perturbado, aparecen los problemas de memoria, incluso en casos extremos la demencia senil.

Dopamina: el motor

La dopamina es un neurotransmisor sintetizado por ciertas células nerviosas a partir de la tirosina, un aminoácido (componente de las proteínas de la alimentación). Afecta al movimiento muscular, al crecimiento de los tejidos, al funcionamiento del sistema inmunitario. Interviene en la secreción de la hormona del crecimiento.

Las redes dopaminérgicas del cerebro están estrechamente vinculadas a los comportamientos de exploración, vigilia, búsqueda del placer y rechazo activo del castigo (huida o combate).

En los animales, las lesiones de las zonas dopaminérgicas se traducen en un desinterés por los estímulos del entorno y por una disminución del comportamiento exploratorio. Por contra, cuando se colocan electrodos en las zonas dopaminérgicas y el animal puede autoestimularse desencadenando choques eléctricos, el placer y la excitación llegan a tal punto que la cobaya puede incluso olvidarse de alimentarse.

En el hombre, la poca actividad de las neuronas dopaminérgicas de cierta región del cerebro (el eje sustancia negracuerpo estriado) implica una disminución del movimiento espontáneo, rigidez muscular y temblor. Es el caso de la enfermedad de Parkinson.

En los casos de depresión de tipo melancólico, caracterizada por una disminución de la actividad motriz, de la iniciativa y pérdida de motivación, existe una claro descenso de la actividad dopaminérgica. Al contrario, los productos o las actividades que proporcionan placer como la heroína, la cocaína, el sexo, activan los sistemas dopaminérgicos del cerebro. Algunos medicamentos que aumentan la dopamina, como la L-Dopa o las anfetaminas, aumentan también la agresividad, la actividad sexual y la iniciativa.

Resumiendo, la dopamina crea un terreno favorable a la búsqueda del placer y de las emociones, a un estado de alerta o al deseo sexual. Al contrario, cuando la síntesis o liberación de dopamina se dificulta, puede aparecer desmotivación e incluso depresión.

Noradrenalina: el engaño y el bastón

La noradrenalina es sintetizada por ciertas neuronas a partir de un mismo aminoácido que sirve para la fabricación de la dopamina.

La noradrenalina estimula la liberación de la reserva de grasa y controla la liberación de las hormonas que regulan la fertilidad, el apetito y el metabolismo.

La noradrenalina modula la atención, el aprendizaje y facilita la respuesta a las señales de recompensa: cuanto mayor es la sensibilidad noradrenérgica, más acentuados se encuentran estos rasgos.

En las ratas, la destrucción del locus coeruleus, centro de las neuronas de noradrenalina, conlleva una total desaparición del miedo. Las intervenciones que aumentan la sensibilidad a la noradrenalina en las regiones frontales impiden al animal olvidar un comportamiento ligado a una recompensa. Estas neuronas le permiten asociar más rápidamente a una actividad concreta el recuerdo de una recompensa. Al contrario, Mary Schneider (Universidad de Wisconsin) demostró que monos a los que se había disminuido su sensibilidad se mostraban incapaces de integrar los comportamientos sociales del grupo.

En el hombre, la disminución de la noradrenalina afecta a la adquisición y a la asociación de nuevos conocimientos. Pero la cafeína, que aumenta la noradrenalina del cerebro, mejora la capacidad para cumplir tareas repetitivas, molestas, no gratificadas con recompensas. La administración de tirosina a pacientes depresivos aumenta la secreción de noradrenalina. Este tratamiento mejora el componente hedónico de su depresión. El doctor Bruce Perry (Baylor College of Medicine, Houston, Texas) encontró que una reducida sensibilidad noradrenérgica en los niños está unida a comportamientos «socialmente indiferentes». El doctor David Magnusson (Instituto Karolinska, Estocolmo, Suecia) controló durante veinte años el quehacer de todos los chicos de un pequeños pueblo, desde los diez años. Algunos de ellos fueron criminales, los que presentaban tasas bajas de noradrenalina.

El doctor Perry estima que existe una correlación entre una sensibilidad noradrenérgica fuerte y la búsqueda de sensaciones «socialmente aceptables».

A modo de conclusión, la noradrenalina crea un terreno favorable a la atención, al aprendizaje, a la sociabilidad, a la sensibilidad frente a las señales emocionales, el deseo sexual. Al contrario, cuando la síntesis o la liberación de noradrenalina se ve perturbada, aparece la desmotivación, la depresión, la pérdida de libido, la reclusión en uno mismo.

Serotonina: el gran inhibidor

La serotonina es sintetizada por ciertas neuronas a partir de un aminoácido, el triptófano, que se encuentra en la composición de las proteínas alimenticias. Juega un importante papel en la coagulación de la sangre, la aparición del sueño, la sensibilidad a las migrañas. El cerebro la utiliza para fabricar una conocida hormona, la melatonina.

En el cerebro, la serotonina influye en otras neuronas, normalmente enlenteciendo su actividad. En el cuerpo estriado, las neuronas serotoninérgicas inhiben a las neuronas dopaminérgicas, lo que provoca una disminución del movimiento. En la medida en que la serotonina inhibe numerosas regiones del cerebro, las mismas regiones son «desinhibidas» cuando hay poca serotonina.

La destrucción de regiones cerebrales con una gran densidad de neuronas serotoninérgicas provoca una desinhibición del control que se refleja en el comportamiento: el animal cede a impulsos sin importarle las consecuencias de sus actos. Cuando se administran choques eléctricos a ratas que intentan alimentarse, el intento se interrumpe después de una docena de intentos. Pero cuando se agota la serotonina, los intentos persisten a pesar de las descargas (que pueden llegar a las 200 o más). Ratas y ratones normalmente cohabitan en la misma caja sin problemas. Pero si su serotonina es anormalmente baja, las ratas masacran a los ratones. René Hen (Inserm U184, Estrasburgo) creó una especie de ratas particularmente agresivas «apagando» el gen que codifica uno de los receptores de la serotonina. La disminución de serotonina implica también una desinhibición en la actividad sexual.

En el hombre, las tasas anormalmente bajas de serotonina van unidas a comportamientos impulsivos, agresivos, incluso violentos —se han dado casos de formas violentas de suici-

dio——. Entre criminales que asesinan a su familia antes de sui-
cidarse ellos se han encontrado tasas muy bajas de serotonina.
El equipo del doctor Markus Kruesi (Universidad de Illinois,
Chicago) encontró que una tasa baja de serotonina en un niño
puede ser el factor que le predisponga a un comportamiento
criminal o suicida. Las sustancias que disminuyen la serotonina tienen un efecto desinhibidor. La yohimbina, un afrodisíaco, interfiere con la serotonina. La droga éxtasis aumenta la
sociabilidad y los intercambios destruyendo (¿provisional-
mente?) las terminaciones nerviosas serotoninérgicas.

Resumiendo, la serotonina parece crear un terreno favorable para un comportamiento prudente, reflexivo, calmado,
incluso inhibido. Al contrario, una tasa baja de serotonina va
unida a la extroversión, la impulsividad, la irritabilidad, la
agresividad e, incluso, en casos extremos, al suicidio.

GABA: el relajante

El GABA (ácido gamma-aminobutírico) se sintetiza a partir del ácido glutámico. Es el neurotransmisor más extendido
en el cerebro. El GABA está implicado en ciertas etapas de la
memorización, siendo un neurotransmisor inhibidor, es decir,
que frena la transmisión de las señales nerviosas. Sin él, las
neuronas podrían, literalmente, embalarse, transmitiendo las
señales cada vez más deprisa, hasta agotar al sistema. El
GABA permite mantener los sistemas bajo control.

El GABA favorece la calma y la relajación, disminuye el
tono muscular, enlentece el ritmo cardíaco, reduce las convulsiones epilépticas, así como los espasmos musculares.
Desde hace tiempo, especialmente desde que se empezó a
conocer cómo actúan las benzodiazepinas, se sabe que juega
un papel clave en el control de la ansiedad (una forma de
«pánico» eléctrico). Estos medicamentos, a cuya cabeza está el

Valium, son tranquilizantes que se unen a los receptores que reaccionan contra el GABA.

Resumiendo, el GABA favorece la relajación; niveles bajos de este neurotransmisor dificultan el sueño y favorecen la ansiedad.

Adrenalina: el estresante

La adrenalina activa la respuesta del organismo frente a un estímulo y, en general, frente al estrés. Actúa sobre el sistema nervioso simpático y puede aumentar el pulso, la presión sanguínea, mejorar la memoria, disminuir la reflexión, aumentar la fuerza de contracción muscular, disminuir el flujo sanguíneo y la capacidad respiratoria (por relajación de los músculos lisos), dilatar las pupilas y erizar pelos y cabellos. Prepara al organismo para «huir» o «plantar cara».

El sistema nervioso simpático está compuesto de dos entidades: el sistema alfa-adrenérgico y el sistema beta-adrenérgico, cada uno de los cuales controla funciones diferentes. El sistema alfa-adrenérgico controla, sobre todo, la vigilancia y el despertar. El sistema beta-adrenérgico el pulso, la respiración y el flujo sanguíneo. Los medicamentos betabloqueantes como el propanolol actúan bloqueando los receptores beta-adrenérgicos que, cuando son estimulados, pueden provocar nerviosismo y fobias.

Resumiendo, la adrenalina es el neurotransmisor que nos permite reaccionar en una situación de estrés. Tasas elevadas de adrenalina conducen a la fatiga, a la falta de atención, al insomnio, a la ansiedad y, en algunos casos, a la depresión.

NEUROTRANSMISORES Y MEDICAMENTOS

Los medicamentos de la «mente», los psicótropos tienen como objetivo los neurotransmisores. Éstos se encargan de modificar el potencial de las membranas para crear una señal eléctrica. Pero este mecanismo está sometido a una estricta regulación.

Por una parte, se debe evitar que la acción del neurotransmisor se prolongue, ya que se puede crear una hiperexcitación nefasta tanto para el cerebro como para el resto del organismo. Por otra, el neurotransmisor debe tener tiempo de actuar para que la señal sea correctamente relevada.

Existen dos grandes mecanismos para detener la acción de un neurotransmisor. El primero es la destrucción del neurotransmisor por un enzima. Por ejemplo, la acetilcolina es destruida por un enzima cuando ha sido captada por los receptores del otro lado del espacio sináptico. Si no es destruida, la señal se prolongará de forma anormal y peligrosa.

Una neurona puede acabar con la acción de un neurotransmisor reabsorbiendo sus moléculas intactas. Entonces, una parte se realmacena en las vesículas de origen; el resto es destruido por un enzima llamado monoamina-oxidasa, que se encuentra en el terminal sináptico. Es lo que sucede con la serotonina.

Algunos medicamentos actúan sobre una u otra de estas etapas.

La serotonina es también un buen ejemplo. Las personas que secretan poca serotonina se ven afectadas por ciertas formas de depresión, probablemente porque este neurotransmisor es emitido en cantidad insuficiente para generar una señal normal. El medicamento Prozac impide que la serotonina, una vez liberada en el espacio sináptico, pueda ser recuperada (para reciclarse) por la neurona que la ha secretado. Así, los receptores están más tiempo en contacto con la serotonina y ésta puede jugar su papel de mensajera. En este caso, el tiempo compensa la calidad.

NEUROTRANSMISORES Y EQUILIBRIO NUTRITIVO

El cerebro es el centro de control de todo el organismo. Utiliza una cuarta parte de toda la energía producida y los miles de millones de neuronas que contiene representan la mitad de las células nerviosas del cuerpo. Estimula las funciones motrices, la digestión, el crecimiento, interpreta las experiencias sensoriales y decide las respuestas físicas y emocionales adecuadas. Sin embargo, el cerebro sólo representa el 2 % del peso total de nuestro cuerpo. Esto lo hace extremadamente sensible. Los déficit nutritivos pueden provocar desequilibrios químicos que pueden manifestarse en forma de fatiga, de vacíos de memoria o de ansiedad.

Ejemplo: para fabricar serotonina a partir del triptófano, al igual que para fabricar dopamina o noradrenalina a partir del aminoácido tirosina, las células ponen en acción una reacción bioquímica que requiere la presencia de la vitamina B6. Si el cuerpo presenta una carencia de esta vitamina, esta reacción será incorrecta y la síntesis de los neurotransmisores se verá perturbada. El déficit de vitamina B6 puede revelar una vulnerabilidad hereditaria. Todas las personas que hayan heredado la tendencia a una carencia de serotonina vivirán el déficit de vitamina B6 en forma de una aumento anormal del nivel de ansiedad, de irritabilidad y de agresividad. Aquellas personas que hayan heredado una falta de dopamina o noradrenalina se sentirán deprimidas y desmotivadas. En estos casos concretos de déficit, la ingesta de vitamina B6 regulará indirectamente el humor.

LOS PSICOESTIMULANTES

Si no existe ninguna enfermedad o síntoma de desequilibrio, es posible estimular ciertas funciones del cerebro como la memoria o la rapidez de transmisión de la información. Esto puede realizarse por medio del aprendizaje, pero también favoreciendo las reacciones químicas desarrolladas por el cerebro para determinadas tareas. El ejemplo más simple es el aporte de sangre y oxígeno: el cerebro los necesita para funcionar. En algunos casos, aportar más sangre y oxígeno se traduce en un mejor funcionamiento, sobre todo en las fases de adquisición de conocimientos.

De la misma manera, los investigadores han demostrado que se puede actuar directamente en ciertos neurotransmisores, modificando en la alimentación la cantidad de aminoácidos que los originan.

Los aminoácidos son moléculas constituyentes de las proteínas. Cuando comemos un trozo de carne de ave, rica en proteínas, aportamos a nuestro cuerpo una asociación de 20 aminoácidos que éste separará uno a uno para reutilizarlos en otras combinaciones, ya que los necesita para fabricar sus propias proteínas.

Pero algunos aminoácidos de la alimentación también cumplen otras funciones. Sirven para fabricar neurotransmisores:

— el aminoácido triptófano produce serotonina;

— los aminoácidos tirosina y fenilalanina producen adrenalina, noradrenalina y dopamina;

— el ácido glutámico produce GABA.

La acetilcolina, otro neurotransmisor, no se fabrica a partir de aminoácidos sino de colina, una sustancia aportada por las grasas de los alimentos.

Esto significa que es posible modular la acción de un neurotransmisor (en algunos estados psicológicos) aportando un poco más del aminoácido que sirve para fabricarlo. Esto, generalmente, se lleva a cabo a partir de suplementos, es decir, tomando el aminoácido de forma aislada y a dosis relativamente importantes. Por ejemplo, diversos estudios han demostrado que se puede inducir un efecto total de relajación e incluso acelerar el sueño gracias a suplementos del aminoácido triptófano.

Muchas sustancias presentadas en este libro deben su efecto psicoactivo a mecanismos de esta clase.

Los diversos usos de los psicoestimulantes

Los adelgazantes

«¡El régimen que hace perder 1 kilo por día!» «¡Exclusivo: la píldora que hace adelgazar donde quieres!» Los vendedores de regímenes y de productos milagrosos construyen su éxito sobre el postulado de que la delgadez obedece a una alquimia compleja, fuera del alcance de la mayoría de los mortales, y de la cual sólo ellos serían los poseedores. Para tener acceso a la formula mágica, entrar en el Taj Mahal de los centímetros perdidos, hace falta por supuesto pagar. Las revistas, los sustitutos de comidas, los grupos de consejo, los «gurús de la línea», los extractos de frutas exóticas y los otros. Después de todo, la suma mueve muchos millones de pesetas al año. Realmente, ¿tan difícil es adelgazar? o ¿somos los que pagamos el pato de una gigantesca farsa que engorda revistas, editores, industriales y gurús de todo genero? Antes de presentarles las moléculas que podrían tener un efecto sobre la línea, realicemos un breve viaje por el horizonte de algunos mitos bien anclados alrededor de la cintura...

MITO N.º 1: PARA ESTAR SIEMPRE DELGADO, COMO MENOS

¿Nunca se ha preguntado cómo utiliza el cuerpo las calorías que le aporta? Del 10 al 15 % sirven para... digerir los alimentos. Del 20 al 30 % son quemadas por la actividad física.

¿Y el resto? El resto —es decir las dos terceras partes de los gastos energéticos— es utilizado para permitir el pulso, la respiración, mantener la temperatura, renovar los tejidos. Estas calorías que permiten la supervivencia constituyen el metabolismo de base.

El metabolismo de base explica por sí mismo por qué los regímenes bajos en calorías y los sustitutos de las comidas fracasan lamentablemente en el momento en que se trata de evitar recuperar los kilos perdidos. «A largo plazo, estos métodos son claramente ineficaces», comenta el doctor David Allison, del Centro de investigación de la obesidad (Nueva York). «Al cabo de un año, del 30 al 60 % del peso perdido es recuperado. Después de 3 o 5 años la persona ha recuperado su peso de origen.» Las reducciones de calorías tienen como objetivo crear un déficit energético con el fin de que el cuerpo consuma menos calorías de las que gasta. Por desgracia, al cabo de algunas semanas, el organismo reduce de manera imperativa sus gastos energéticos para adaptarse a las restricciones alimentarias: el metabolismo de base disminuye algunas veces de manera tal que uno recupera los kilos con un régimen que no aporta más de 1.500 calorías al día.

MITO N.º 2: NO AUMENTO DE PESO EN LA BÁSCULA, POR LO TANTO, NO ENGORDO

A la gente le cuesta comprender esto: la cifra mostrada por la báscula no dice nada sobre el estado de la silueta. Puede incluso, llenaros de ilusiones. Desde el punto de vista de la salud general y de la plástica, el criterio acertado es el porcentaje de grasa corporal. Así, es preferible pesar 75 kilos de los cuales el 15 % son grasas, que 70 kilos de los cuales el 30 % son grasas. El ejercicio físico regular permite este tipo de transformación plástica.

CÓMO HACERSE RICO EN LAS COMIDAS DE NEGOCIOS

El 10 de septiembre de 1972, el editor estadounidense David Mckay inundó las librerías con *La revolución dietética* del Dr. Atkins, una guía de diversos regímenes precedida de una campaña de prensa sin igual. El doctor Robert C. Atkins —médico de la *jet-society* de Nueva York— prometía un método capaz de garantizar una significativa pérdida de peso:«15, 20 o 50 kilos consumiendo entre 2.000 y 3.000 calorías diarias.» El programa Atkins lo permite todo: bacon, mayonesa, salsas con mantequilla, pato asado, quesos. El régimen consiste en separar los glúcidos de la alimentación ya que provocan la secreción de la insulina que, a su vez, provoca la acumulación de grasas. Entre 1972 y 1985, más de diez millones de personas se alistaron a la revolución prometida por el doctor Atkins. Una de ellas se llamaba Michel Montignac.

«Montignac, es Atkins pero actualizado», analiza Jean-Paul Riou, profesor de nutrición de la Universidad Claude-Bernard (Lyon), en la revista *Sciences & Avenir.* Allí donde Atkins rechazaba todo glúcido, Montignac sólo excluye los glúcidos «negativos» (pan blanco, zanahorias, maíz, patatas) y aconseja no mezclar lípidos y glúcidos en una misma comida. Un millón de franceses compraron el libro *Je mange, donc je maigris* de Montignac. Pero ¿han adelgazado? Son muchos los adeptos a Montignac que han adelgazado... en los primeros meses. Pero, recuerda Marian Apfelbaum, nutricionista del hospital Bichat (París) «todos los regímenes, aun los más simples, son eficaces a corto plazo ya que sustituyen el comportamiento espontáneo de las personas sometidas a tentaciones, centrando su atención en lo que comen...»

El 12 de abril de 1973, el Senado estadounidense replicaba la revolución del Dr. Atkins convocando a su instigador ante un comité especial. Representantes de la American Ideal Association calificaron el método de Atkins de «raro», «no científico», «potencialmente peligroso». El presidente del comité lo juzgó de «fraude». Perseguido por sus seguidores, cuya salud se había degradado, Atkins desapareció durante casi veinte años.

Pero acaba de proponer un nuevo régimen revolucionario.

Según su intensidad, el ejercicio utiliza las grasas corporales como carburante principal (ejercicio moderado) o recurre a los azucares de reserva (ejercicio intenso). En todos los casos las reservas de grasas entran en juego y son quemadas para producir energía. Esto nos conduce al mito n.° 3.

MITO N.° 3: EL JOGGING (O LA DANZA, LA NATACIÓN, ETC.) ES EL EJERCICIO MÁS EFICAZ CONTRA LOS KILOS DE MÁS

Hace tiempo se creía que el ejercicio con aporte de oxígeno (jogging, marcha, danza, natación, bicicleta, esquí, tenis...) era la actividad física más eficaz para guardar la línea. Unos estudios recientes muestran que esto no es cierto. Sin duda, este tipo de actividad aumenta los gastos energéticos ligados al movimiento, pero su impacto sobre el metabolismo de base, que es la principal fuente de gasto calórico, es limitado. Se sabe desde hace poco que el metabolismo de base varía según el volumen muscular: cuanto más importante sea éste, más elevado es el número de calorías gastadas en reposo. Una hora de jogging quema algo más de calorías instantáneas que una sesión de musculación de una hora. Sin embargo, 2 o 3 horas después de terminar la sesión, la energía gastada es equivalente en las dos actividades. A largo plazo, la balanza se inclina más a favor de la musculación: la práctica regular de este deporte permite quemar más calorías, incluso mientras se duerme (si uno se acuesta justo después del ejercicio).

MITO N.° 4: LA VIDA EN PAREJA Y LOS «CAPRICHOS CULINARIOS» EXPLICAN LOS KILOS GANADOS DESPUÉS DE LOS TREINTA AÑOS

Después de los treinta, los hombres se sorprenden de ver cómo acumulan kilos. Como la mayoría vive entonces en pareja, no tardan en acusar el modo de vida. En realidad, estas transformaciones están ligadas al descenso bastante rápido de las secreciones de varias hormonas, entre las cuales cabe citar la hormona del crecimiento (GH) y la DHEA (dehidroepiandrosterona). Estas hormonas tienen efectos anabolizantes (construcción de tejidos musculares), necesarios para el crecimiento durante la adolescencia. Después de los treinta años de edad, disminuyen y el metabolismo se ralentiza. Así, una persona sedentaria verá evaporarse alrededor de 250 gramos de músculos por año, en seguida reemplazados por grasas. Pero, en algunos casos, es posible «despertar» estas hormonas.

MITO N.º 5: EL CEREBRO NO TIENE NADA
QUE VER CON LOS KILOS DE MÁS

El metabolismo de base esta bajo las órdenes de una pequeña zona de control, situada en el cerebro y que se llama hipotálamo.

El hipotálamo es el centro de regulación de numerosas funciones fisiológicas como la temperatura corporal, la sed, el deseo sexual, el apetito: el hipotálamo es el que desencadena el deseo de comer, o de dejar de comer. Se supone que el hipotálamo da la orden de que el cuerpo acumule o queme grasas.

Las personas que siguen un régimen pasan el tiempo tratando de engañar al hipotálamo. Desgraciadamente para ellas, el hipotálamo reacciona muy rápido a esta clase de manipulaciones. En el momento en que las grasas del cuerpo bajan demasiado, el hipotálamo da la orden a los órganos y a los tejidos de gastar menos calorías para reconstituir las reservas: se vuelve a ganar peso.

Muchas sustancias pueden actuar directamente sobre el gasto de calorías o indirectamente sobre el hipotálamo.

DIEZ SENCILLAS REFLEXIONES
PARA CONSERVAR LA LÍNEA

1. Si el numero de calorías consumidas es el normal (alrededor de 2.500 kcal. por día), no se deben disminuir. Reducir sencillamente el porcentaje de calorías que provienen de los cuerpos grasos. Equilibrar las comidas de tal manera que las grasas aporten como máximo el 25 % de la energía (50 a 70 % de glúcidos, 20 a 30 % de proteínas)

2. Contrariamente a lo que se lee, picar entre comidas es bueno. Para un mismo aporte calórico, es mejor tomar 4 comidas en lugar de 3 Los animales en libertad tienden a alimentarse durante todo el día y sin coger peso. Cuando el número de comidas diarias se reduce a una o dos, se ingiere más cantidad en cada una de ellas.

3. Evitar las comidas copiosas por la noche. El metabolismo de base se ralentiza durante la noche y es difícil quemar esas calorías.

4. No se debe prescindir del desayuno: unos estudios muestran que los adeptos a prescindir de él queman un 5 % de calorías menos que los otros.

5. Siempre que sea posible, es mejor comer en casa para controlar la calidad de los alimentos

6. Chupar un caramelo al final de la comida: ayuda a renunciar al postre

7. Beber de 1,5 a 2 litros de agua por día: aunque parezca extraño, la sed lleva a alimentarse.

8. Nunca se debe ir a comprar con el estomago vacío.

9. Se debe andar de 20 a 45 minutos todos los días.

10. Hacer deporte y practicar la musculación regularmente: como mínimo 1 hora, 3 veces por semana. Al mismo tiempo que el régimen hipocalórico conlleva una perdida inicial de peso por disminución de grasas y de músculos, el ejercicio permite mantener o aumentar la masa muscular a la vez que funde los tejidos adiposos. Es importante conservar un buen aporte glúcido, ya que es necesario para los esfuerzos musculares: pan, arroz, pasta, legumbres, etc.

Sustancias utilizadas para favorecer el adelgazamiento

GLÚCIDOS (AZÚCARES COMPLEJOS)

Contrariamente a lo que creen muchas personas, los azúcares de la alimentación (glúcidos) no favorecen el aumento de peso. Al contrario, pueden incluso ayudar a perder unos kilos de más.

Cuando se come, una parte de las calorías es transformada inmediatamente en calor, antes de ser almacenada en forma de grasa. Este fenómeno se llama termogenesia alimentaria. La termogenesia depende de la composición de las comidas.

Las comidas pueden estar constituidas por glúcidos, lípidos o proteínas, en unas proporciones que varían. Las comidas ricas en glúcidos aumentan la termogenesia: cuanto más glúcidos hay en el plato, comparativamente a las proteínas y a las grasas, más calorías instantáneas se queman. La llegada de los glúcidos desencadena la secreción de insulina, la cual activa vía sistema nervioso las funciones fisiológicas automáticas del organismo (pulso, etc.), lo que estimula a la vez las reacciones que disipan la energía en calor.[1,2]

Los glúcidos tienen otro interés para los que no desean engordar. De hecho el cuerpo humano no puede almacenar calorías a partir de los glúcidos. Los glúcidos almacenados por

---

1. *World Review of Nutrition and Dietetics,* 50: 1, 1987.
2. *Quarterly Journal of Medicine,* 61: 1081, 1986.

el organismo representan menos de un 1 % del peso corporal total. Para transformar los glúcidos de la alimentación en tejidos grasos, el organismo debe establecer unas reacciones bioquímicas complejas que consumen energía: el 23 % de las calorías aportadas por los glúcidos son quemadas en este proceso. A la inversa, almacenar grasas alimenticias es un juego de niños: el cuerpo sólo gasta el 3 % de estas calorías para conseguirlo.

El cuerpo humano está, pues, preparado para consumir grandes cantidades de glúcidos y no para transformarlos en reservas. Un reciente estudio[1] llevado a cabo entre niños ha confirmado que el número total de calorías es menos importante que su origen para explicar el aumento de peso. El porcentaje de grasas corporales está directamente ligado al consumo de grasas alimentarias saturadas e insaturadas, e inversamente unido al de glúcidos. Otro estudio[2] llevado a cabo entre 5.115 jóvenes confirma que los que comen la proporción más grande de glúcidos son aquellos cuyo peso corporal es más bajo.

Así pues, la gente delgada come menos grasas y más glúcidos complejos (arroz, pasta, pan, legumbres, leguminosas).

Parte óptima de glúcidos para guardar la línea: 55 % del aporte calórico.

---

1. *American Journal of Clinical Nutrition*, 58: 21-28, 1993.
2. *American Journal of Clinical Nutrition*, 58: 21-28, 1993.

EJEMPLOS DE COMIDAS EQUILIBRADAS QUE APORTAN ENTRE UN 50 A UN 60 % DE CALORÍAS EN FORMA DE GLÚCIDOS

Desayuno
— Té.
— Pan de levadura (sin tostar) con mantequilla en finas capas.
— 1 huevo duro o jamón sin grasa o pechuga de pollo o de pavo.
— Copos de avena.
— 1 yogur natural.
— Frutas o legumbres exprimidas o fruta entera.

Almuerzo
— Agua mineral.
— 1 o 2 vasos de vino negro.
— Pan de levadura.
— Verduras y hortalizas aliñadas crudas (ensalada, tomate) o melón, sandía o espárragos en vinagreta o puerros en vinagreta o taboulé libanés (con perejil, tomate, boulgour y cus-cus crudo) o ensalada de pimientos o caviar de berenjenas con aliño de tipo vinagreta (aceite de colza o de oliva).
— Legumbres frescas o pisto o legumbres a la jardinera.
— Pescado graso en escabeche o marinado o salmón escalfado o salmón al vapor o conejo o pata de pavo o de pollo o pato o pintada.
— 1 yogur.
— 1 fruta o 1 sorbete.

Cena
— Agua mineral.
— 1 o 2 vasos de vino negro.
— Pan de levadura.
— Verdura cruda o remolacha, zanahoria rallada, pomelo, ensalada verde con champiñones, escarola, huevos pasados por agua, espinacas en ensalada, coliflor en ensalada, gazpacho, sopa de legumbres, alcachofas a la vinagreta.
— Pasta o gnocchis o arroz, patatas, gachas, lentejas, guisantes, cus-cus de garbanzos.
— 1 yogur.
— 1 ensalada de frutas o 1 sorbete con jugo de frutas cocidas o 1 compota.

TIROSINA

 Atención: precauciones en su administración.
Consultar la ficha de la página 312.

La lipólisis, es decir, la combustión de las grasas del cuerpo para fabricar energía, se rige por la noradrenalina. La noradrenalina se fabrica a partir de tirosina, un aminoácido aportado por la alimentación.

La tirosina tiene una ventaja: aumenta la sensación de saciedad por su acción directa sobre el hipotálamo: en un estudio[1] personas con problemas de sobrepeso que habían tomado 30 minutos antes de las comidas suplementos de tirosina disminuyeron un 22,5 % su consumo alimenticio.

Las dosis aconsejadas prescritas por los médicos en circunstancias precisas son de 500 a 1000 mg al día (separadas de las comidas) durante 3 o 4 semanas.

FENILALANINA

 Atención: precauciones en su administración.
Consultar la ficha de la página 264.

La fenilalanina es prima de la tirosina. Bajo su forma natural «L» (se trata de una conformación química que se llama L-fenilalanina), se usa como un corta-hambre cuando se toma alrededor de 30 minutos antes de una comida. En algunos casos la forma en «DL» (DL-fenilalanina) es más eficaz para disminuir el apetito, y además tiene mejor sabor. Los usuarios la toman de manera sublingual (bajo la lengua) algunos minutos antes de comer.[2]

1. *American Journal of Clinical Nutrition*, 34: 2045-2047, 1985.
2. *Smart Drugs News*, 1 (8): 1, 1992.

Las dosis aconsejadas prescritas por los médicos en circunstancias precisas son de:

L-fenilalanina: De 250 á 1.000 mg al día en 3 tomas.
DL-fenilalanina: De 150 a 300 mg al día en 3 tomas.

GLUTAMINA

 Atención: precauciones en su administración.
Consultar la ficha de la página 278.

La hormona de crecimiento o GH (human growth hormone) es segregada por la hipófisis. Estimula el crecimiento de los tejidos, aumentando la incorporación de los aminoácidos para la síntesis de nuevas proteínas. Favorece también la lipólisis, es decir, la combustión de los tejidos grasos. Durante la infancia y la adolescencia, la GH permite el crecimiento. Al igual que sucede con la DHEA, la secreción de la hormona de crecimiento disminuye rápidamente después de los treinta años, lo que explicaría en parte la degradación muscular y el aumento de peso que se suele experimentar a esta edad. Durante la vejez, el bajo nivel de la GH se asocia a una cicatrización difícil y a una bajada de la inmunidad.

En 1990, el doctor Daniel Rudman, del Medical College of Wisconsin, llevó a cabo una experiencia con un grupo de hombres de más de sesenta años. Los miembros del grupo se inyectaron extractos de GH sintético 3 veces por semana durante 6 meses, mientras que otro grupo (de comparación) no tomaba nada. Los resultados fueron sorprendentes. Mientras que los miembros del grupo placebo veían cómo su masa muscular continuaba bajando, las personas que tomaban la GH ganaban un 10 % de músculos y veían cómo su masa adiposa se fundía en un 14 %, lo que corresponde a un «rejuvenecimiento» físico del orden de diez a veinte años.

La hormona de crecimiento es un producto experimental, de la cual no se conocen los efectos a largo plazo. En compensación resulta posible después de los treinta años aumentar indirectamente la producción de hormona de crecimiento, en un porcentaje que sin ser peligroso puede afectar positivamente la silueta. Dos aminoácidos (constituyentes de base de las proteínas) tienen precisamente este poder: la arginina y la glutamina.

La arginina es popular entre los culturistas, pero las dosis a tomar para favorecer la secreción de GH son extremadamente altas (más de 10 g, por día), y los resultados son variables.[1]

La glutamina, menos conocida, tiene la ventaja de producir efecto a dosis infinitamente más bajas. En 1995 el doctor Thomas Welbourne (Universidad de Louisiane, Shreveport) dio un suplemento de 2.000 mg de glutamina a un grupo de voluntarios de edades comprendidas entre treinta y dos y sesenta y cuatro años. ¡Sus tasas plasmáticas de GH se multiplicaron por cuatro! Más asombroso: la edad no parecía en este estudio, ser un freno a la liberación de hormona de crecimiento por la glutamina. La única persona sobre la cual la glutamina no surgió ningún efecto fue una mujer obesa de treinta y dos años. Según el doctor Welbourne, el aumento de hormona de crecimiento constatado en el estudio «es suficiente para permitir efectos metabólicos». Este medico juzgó la dosis de 2 g como la más eficaz, sabiendo que una dosis inferior tendría poco efecto y que una dosis superior produciría una excesiva eliminación por el hígado.[2]

---

1. *Lancet*, ii: 668-670, 1965.

2. *American Journal of Clinical Nutrition*, 61: 1058-1061, 1995.

Las dosis aconsejadas prescritas por los médicos en circunstancias precisas son de 2.000 mg al día al ir a dormir, durante 3 o 4 semanas.

CAFEÍNA + MA-HUANG

 Atención: precauciones en su administración.
Consultar las fichas de las páginas 244 y 286.

Varios compuestos vegetales tienen el poder de activar el sistema nervioso simpático y aumentar la termogénesis, es decir, el metabolismo de base. Estos vegetales se comportan a menudo en sinergía. Por ejemplo, los efectos adelgazantes de la planta Ma-Huang (que contiene efedrina) se amplían cuando se asocian a unas plantas que contienen cafeína como el café (*Coffea arabica*), el té verde (*Camelia sinensis*) o la nuez de cola (*Cola nitida*).

La efedrina y otros compuestos del Ma-Huang tomados solos se han revelado eficaces para favorecer la pérdida de peso en estudios experimentales y clínicos.[1] Pero la cafeína aumenta estos efectos. En un estudio realizado en animales,[2] la efedrina permitió una disminución del 14 % del peso y del 42 % de la masa adiposa, pero la asociación efedrina + cafeína aumentó estas cifras respectivamente hasta un 25 y un 75 %. En una persona obesa, los estudios realizados[3] muestran que la asociación efedrina-cafeína aumenta el metabolismo de base alrededor del 10%. Cuando la persona sigue un régimen hipocalórico, la toma de cafeína + efedrina mejora de manera significativa la pérdida de peso.[4] Los beneficios de la asocia-

---

1. *Life Sciences,* 30: 1817-1826, 1982.
2. *American Journal of Clinical Nutrition,* 43: 388-394, 1986.
3. *International Journal of Obesity.* 16: 269-277, 1992.
4. *Obesity Research,* 35: 5375-5405, 1995.

ción efedrina-cafeína son iguales a los obtenidos con el medicamento dexfenfluramine,[1] pero las dos sustancias naturales tienen la ventaja de preservar la masa magra. Las dosis utilizadas bajo la forma purificada son del orden de 22 mg de efedrina y 150 mg de cafeína por día.

Estas sustancias no son anodinas y las contraindicaciones existen. Por otro lado, ciertas personas pueden revelarse muy sensibles a la ingestión de cafeína y de Ma-Huang, dado que las eliminan más lentamente. En todos los casos se aconseja el control médico.

Las dosis aconsejadas prescritas por los médicos en circunstancias precisas son de 22 mg de efedrina y 80 mg de cafeína, durante 2 o 3 semanas.

5-HTP

 Atención: precauciones en su administración.
Consultar la ficha de la página 248.

El 5-HTP es una sustancia natural que da lugar a la serotonina en el cerebro. La serotonina es un neurotransmisor que juega un papel importante en la sensación de apetito.[2] Las personas en las cuales la serotonina está demasiado baja tienen la tendencia a volcarse de forma incontrolada sobre los alimentos, en particular, sobre los azúcares rápidos, confitería, helados, barras chocolateadas, etc. En efecto, los azucares hacen subir rápidamente la tasa de serotonina en el cerebro y, así, estas personas compensan su carencia. Si juzgamos por la cantidad de personas que toman Prozac, una sustancia que

---

1. *Drugs*, 56: 696-724, 1996.
2. *European Journal of Pharmacology*, 150: 361-366, 1988.

aumenta artificialmente la cantidad de serotonina en el cerebro, llegaremos a la conclusión de que una tasa baja de serotonina es habitual. Estos desequilibrios se acentúan con ciertas prácticas alimenticias: régimen pobre en glúcidos o a base de sustitutos de cenas con proteínas, etc.

La mejor estrategia consiste en incorporar de manera regular unos glúcidos complejos a la alimentación. Ésta es una buena manera para mantener la serotonina a un nivel elevado, a la vez que se reduce la sensación de apetito.

Otras personas aumentan su serotonina con el 5-HTP, lo que produce un efecto de corta-hambre. Un estudio italiano[1] evaluó los efectos del 5-HTP sobre 20 pacientes obesos (900 mg, al día) y llegaron a la conclusión que el 5-HTP era eficaz para reducir el exceso de peso.

Pero el 5-HTP es un medicamento cuya principal indicación no es cortar el apetito, por lo que su ingestión requiere control médico.

Las dosis aconsejadas prescritas por los médicos en circunstancias precisas son de 50 a 100 mg por día, durante 2 o 3 semanas.

DHEA

 Atención: precauciones en su administración.
Consultar la ficha de la página 258.

La DHEA es una hormona que estimula el gasto de energía. Las secreciones de DHEA disminuyen con la edad. Tanto en el hombre como en la mujer, la DHEA alcanza su

---

1. *American Journal of Clinical Nutrition*, 56: 863-868, 1992.

nivel máximo entre los veinte y los treinta años, luego declina lentamente. A los ochenta años el cuerpo sólo sintetiza un 10 % de la DHEA que fabricaba sesenta años antes. Este descenso explicaría por qué los hombres y las mujeres de mediana edad aumentan de peso, incluso los que no varían su consumo alimen-ticio.

En 1988, un estudio demostró que los suplementos de DHEA (1.600 mg por día) suministrados a un grupo de voluntarios habían ocasionado un aumento de masa muscular, al mismo tiempo que se había producido una disminución del 30 % de la masa grasa.[1] En total, el peso de los participantes no había sufrido cambios: simplemente estaba mejor repartido.

Las dosis aconsejadas prescritas por los médicos en circunstancias precisas son de 25 a 100 mg al día, durante 4 o 8 semanas.

FENOZOLONA

 Atención: precauciones en su administración.
Consultar la ficha de la página 266.

La fenozolona está emparentada con las anfetaminas. Como ellas, posee un efecto anoréxico, es decir, corta-hambre, que no figura sin embargo en su campo de prescripción. Este uso, que es real, no puede ser favorecido, ya que esta sustancia posee numerosos efectos secundarios; sólo puede tomarse durante breves periodos (2 o 3 semanas como máximo) debido, sobre todo, al riesgo de dependencia. Las numerosas contrain-

---

1. *Journal of Clinical Endocrinology and Metabolism*, 66 (1): 57-61, 1988.

dicaciones que presenta hacen que sea imprescindible el control médico.

Las dosis aconsejadas prescritas por los médicos en circunstancias precisas son de 20 a 30 mg al día en 2 tomas matinales, en curas discontinuas de 3 semanas como máximo.

Los antiestresantes

Las cifras publicadas referentes al estrés dan vértigo. Según el BIT (Bureau International du Travail), el coste del estrés se eleva en el Reino Unido al 10 % del producto nacional bruto (PNB). En Estados Unidos la industria pagará un tributo anual equivalente a 1.200 millardos de pesetas. En ese país, 300 millones de días de trabajo se pierden a causa del estrés. En Francia, si uno cree una encuesta del Club europeo de la salud, el 30 % de los salarios sufrirían de «estrés profesional».

Según el doctor Eric Albert, presidente del Instituto francés de la ansiedad y del estrés (IFAS, París), la situación se está globalmente agravando desde principios de los años noventa. Hoy en día reina un sentimiento de precariedad debido a la arbitrariedad de los dirigentes: «Nada es seguro. A los cuarenta y cinco años la gente padece lo que sus padres experimentaban a los cincuenta y cinco. Se consuelan diciendo: no soy capaz. Entonces, se cierran en sí mismos, se protegen, se resisten al cambio». Para el doctor Joseph Courtney (UCLA, California), esta actitud puede tener serias consecuencias sobre la salud: «La mayor parte del día, la gente se ve obligada a aferrarse a su trabajo y a mantener una sonrisa, sean felices o no».

COMPRUEBE SU NIVEL DE ESTRÉS

¿Frío como el hielo o a punto de estallar? Diez preguntas para recapacitar.

**1. ¿Se ha visto afectado a lo largo de los doce últimos meses por...?.
(varias respuestas posibles)**
a. un divorcio o una separación
b. el fallecimiento de alguien cercano
c. una enfermedad o accidente grave
d. un despido
e. nada de lo anterior

2. ¿Su comportamiento sexual ha cambiado en el transcurso de los doce últimos meses?
a. no
b. sí, mi libido ha disminuido
c. sí, mi libido ha aumentado

3. En el curso de los doce últimos meses, ha... (varias respuestas posibles)
a. ganado peso sin una razón precisa
b. perdido peso sin una razón precisa
c. estado aquejado de una o varias afecciones difíciles de diagnosticar
d. nada de lo anterior

**4. Respecto a su sueño, ¿con qué afirmación está de acuerdo?
(varias respuestas posibles)**
a. me adormezco sin demora y duermo de un tirón
b. me levanto varias veces por la noche
c. tengo dificultades para dormirme, pero termino por dormirme
d. llevo recurriendo a los somníferos a lo largo de los doce últimos meses
e. me levanto a menudo pronto

5. En lo concerniente a su vida profesional, ¿con qué afirmación está de acuerdo? (varias respuestas posibles)
a. tengo más de cuatro comidas profesionales por semana
b. tengo más de un superior jerárquico del cual dependo directamente
c. sacrifico al menos un fin de semana por mes a mi trabajo
d. mi trayecto domicilio-trabajo dura más de treinta minutos
e. nada de lo anterior

6. En lo concerniente a su estilo de vida, ¿con qué afirmación está de acuerdo?
a. no me seco nunca completamente las manos en los secadores eléctricos de los lavabos públicos
b. tengo tendencia a intervenir en la conversación de mis interlocutores (interrupciones, tendencia a acabar sus frases)
c. soy incapaz de reencontrar el mando de mi vídeo en menos de tres minutos
d. me gustaría consagrar más tiempo a mi familia / mis amigos
e. nada de lo anterior

7. ¿Tiene la sensación de que el tiempo pasa demasiado deprisa para concluir lo que quiere?
a. no
b. sí, y es frustrante
c. sí, pero esto no me supone ningún problema

8. ¿Con cuál de estas afirmaciones está de acuerdo?
a. ejerzo un control importante sobre los acontecimientos que afectan a mi vida personal y profesional
b. entreveo adelantadamente los sucesos que afectan mi vida profesional y personal, pero no puedo hacer gran cosa para cambiar el curso
c. ignoro qué sucederá mañana

9. Un amigo próximo le pide que le ayude a mudarse, una perspectiva que no le agrada. Le responde:
a. ningún problema, puedes contar conmigo
b. habría venido con placer, pero ya he reservado mi jornada
c. habría venido con placer pero mi amiga / esposa ya ha reservado mi jornada
d. lo siento, no cuentes conmigo

10. Contar un punto por medicamento o producto que consuma al menos una vez a la semana.
a. analgésico (aspirina, paracetamol)
b. laxantes
c. antiácidos
d. antihistamínicos
e. alcohol fuerte
f. azúcar en el café o en el té
g. pastelería
h. comida rápida
i. medio paquete de cigarrillos
j. 10 tazas de café o té
k. golosinas, barras chocolateadas, helados

RESULTADOS DEL TEST

Contar los puntos siguientes para cada una de las respuestas de las preguntas 1 a 9. Añadir los puntos obtenidos en la pregunta 10.

1. a-10, b-9, c-8, d-7, e-0 **2.** a-0, b-5, c-0   **3.** a-5, b-5, c-6, d-0
4. a-0, b-3, c-4, d-5, e-1   **5.** a-3, b-3, c-2, d-2, e-0   **6.** a-2, b-3, c-1, d-5, e-0
7. a-0, b-4, c-0   **8.** a-0, b-3, c-4   **9.** a-3, b-2, c-3, d-0

→ **Tiene menos de 20 puntos.**
Vive tranquilo. Probablemente parece más joven de la edad que tiene. Se mantiene al margen de los juegos e intrigas del poder. Los comportamientos agresivos le extrañan o le divierten. El éxito, los bienes materiales no son una finalidad. Aunque usted no lo experimente en su quehacer diario, un poco de estrés también es necesario. ¡Aumente la presión cuando sea preciso!

→ **Tiene entre 20 y 39 puntos.**
Posee un buen nivel de energía que sabe aprovechar en el momento oportuno. Ha aprendido a trazar una línea entre la vida profesional y la privada, incluso si ésta a menudo depende de la primera. Da muestras de flexibilidad en el trato con los otros y espera la misma flexibilidad. Tiene su propia rutina de relajación y parece eficaz.

→ **Tiene entre 40 y 59 puntos.**
El estrés forma parte de su vida. Lo lamenta, pero se ha convertido en un estimulante habitual. Es de los que miden su éxito con la ayuda de las cifras (salarios, conquistas amorosas, rapidez del vehículo). Como un automovilista que tendría permanentemente el pie en el acelerador, incluso en punto muerto, le falta el discernimiento en el «consumo» de su estrés. Es consciente de que no emplea su tiempo libre en lo que verdaderamente desearía. Escuche su cuerpo, quizá le diga cuándo debe parar este ritmo desenfrenado.

→ **Tiene más de 60 puntos.**
Zona roja. Su tensión extrema disimula la realidad: un nivel de energía próximo a cero. Si ha constatado en el curso de los últimos meses una bajada en los cuatro dominios que los psiquiatras denominan SAPS (Sexo, Apetito, Peso, Sueño), es un perfecto candidato a la depresión. Irritado, impaciente, está inconscientemente insatisfecho de la existencia que lleva. Trate de asumir sus responsabilidades modificando su discurso interno. No diga más «esto me pone nervioso», sino «soy responsable de mi nerviosismo». Elabore una lista de los valores y objetivos que cuentan realmente y proporciónese los medios para alcanzarlos; sin duda, esto supondrá el cambio más importante de su vida.

LAS TRES FASES DEL ESTRÉS

El estrés actúa en tres fases.

La **fase** 1 es una llamada de alarma. Tiene por objetivo poner el cuerpo en situación de combatir o de huir. Cuando se percibe un factor de estrés, unos impulsos nerviosos estimulan una pequeña glándula del cerebro, el hipotálamo. El hipotálamo alerta entonces a otras dos glándulas: la hipófisis y las suprarrenales, que aumentan en seguida de volumen y vierten en la sangre una hormona llamada adrenalina. La adrenalina provoca el aumento del ritmo cardiaco, el relajamiento de los músculos respiratorios y digestivos (lo que explica la falta de apetito durante el estrés) y la dilatación de las pupilas (para favorecer la visión lejana y la visión nocturna).

La **fase** 2 es una llamada de vigilancia. Es como si permitiera al organismo adaptarse a la nueva situación. Otra hormona —el cortisol— toma el relevo. La tensión arterial sube, la sangre deja las regiones periféricas para fluir hacia los órganos esenciales: corazón, pulmones, hígado (de ahí la palidez de la piel después de un choque físico o emocional). La sangre abandona también ciertas regiones del cerebro, lo que afecta al juicio. En fin, el sistema inmunitario está deprimido.

La **fase** 3 comienza en el momento que desaparece el sentimiento de estrés. Las secreciones hormonales disminuyen, la sangre refluye hacia la periferia. El cuerpo aprovecha para calmarse y reparar los daños sufridos en la fase 2. «Desgraciadamente —explica el doctor Richard Earle, cofundador del Instituto canadiense del estrés—, numerosas personas se quedan en la fase 2 bastante después de que el desafío que les alteraba haya desaparecido». Incapaces de relajarse, son verdaderas víctimas del estrés.

¿Cómo prevenirse contra el estrés, o cómo impedir que llegue a perjudicar al equilibrio general? Para favorecer el paso a la fase 3, las técnicas de relajación son eficaces, tal como el masaje (dado o recibido), el escuchar música, el andar, la práctica de una actividad artística o manual, el sexo, el ejercicio (natación en particular).

LA TRISTEZA DE UN MUNDO SIN ESTRÉS

Un mundo sin estrés ¿es el mejor de los mundos? No es tan seguro. Un estudio realizado en la Universidad de Arizona ha demostrado que, en el atleta, unos niveles elevados de ondas cerebrales alfa —signo de relajación— disminuyen la forma. Sería lo mismo en el caso inverso: ondas alfa débiles y estrés demasiado grande. En realidad, cada uno posee un nivel de estrés óptimo, bajo la presión del cual estamos extremadamente en forma. Según esta teoría el problema más que el estrés en sí, sería encontrar la dosis ideal. Los especialistas como Daniel Landers —que ha realizado el estudio de la Universidad de Arizona— remarcan que una gran parte de la población está falta de estrés. Estas gentes son incapaces de «hacer subir» la presión en el momento oportuno, o derrochan su energía en el peor momento (os el caso de los conductores irascibles). Para conocer el nivel óptimo de estrés de cada uno, el que permite estar en forma, hace falta centrarse en las sensaciones que uno ha experimentado al realizar un esfuerzo importante, un trabajo particularmente bien hecho, y anotar mentalmente el ritmo de la respiración en aquel momento, del pulso, de la tensión de los hombros.

El pionero de la investigación sobre el estrés, el doctor Hans Selye, tenía introducida una diferencia entre el estrés malo, que él llamaba *distress*, y el estrés positivo, bautizado *eustress*. El primero estaba asociado a los acontecimientos desagradables, inciertos o incontrolables; el segundo estaba ligado a los acontecimientos deseados o previstos. Pero la diferencia entre *distress* y *eustress* es a menudo cuestión de puntos de vista. «El teléfono que suena, es estrés. Si se trata del recaudador de impuestos, es distress. Si es alguien que os ofrece un trabajo mejor, es eustress», comenta Paul Karasik, un consultor de empresa.

Ciertas moléculas tienen el poder de facilitar la adaptación a las situaciones de estrés. Éstas pueden ayudar a conservar la calma y las facultades, para continuar enérgico y eficaz. Estas moléculas, que actúan sobre unas redes cerebrales diferentes, pueden tomarse a título preventivo en función de la reacción habitual del organismo al estrés.

1. Sustancias utilizadas por aquellos a quienes el estrés les vuelve ansiosos, agresivos, hostiles y de humor cambiante

MAGNESIO

 Atención: precauciones en su administración.
Consultar la ficha de la página 288.

A tal señor, todo honor. El magnesio es el antiestrés por excelencia. Numerosos trabajos muestran que el magnesio es un calmante y que la falta de magnesio aumenta de manera espectacular la vulnerabilidad al estrés.[1] Un ejemplo: cuanto menos magnesio se tiene, más sensible se es al ruido. El estrés provoca un escape urinario de magnesio, que puede arrastrar a quien lo padece hacia un círculo vicioso del que saldrá extenuado.

El magnesio reduce el estrés impidiendo la subida del cortisol, elemento imprescindible para que el cuerpo obtenga energía. El magnesio permite combatir el estrés oponiéndose a las consecuencias de una tasa de cortisol excesivo y mejo-

1. *Magnesium*, 6: 34-39, 1987.

rando la energía disponible. Ingerir cada día magnesio en las cantidades adecuadas puede ayudar a controlar el nivel de estrés, y también a evitar la fatiga latente que afecta normalmente a los que sufren estrés crónicos.

Pero puede suceder que por problemas genéticos parte de la población presente dificultades para fijar el magnesio en el organismo; en estos casos, los especialistas aconsejan aumentar los aportes alimentarios de magnesio, bebiendo aguas ricas en magnesio, consumiendo crustáceos y mariscos de concha, almendras, nueces, avellanas, bananas o también arroz.

Para afrontar problemas de estrés agudo, se pueden tomar suplementos de magnesio, para evitar un desgaste prematuro.

Las dosis aconsejadas prescritas por los médicos en circunstancias precisas son de 100 a 300 mg al día (magnesio-elemento), durante 2 o 3 semanas.

TAURINA

 Atención: precauciones en su administración.
Consultar la ficha de la página 310.

El estrés puede ser debido a una subida de adrenalina desencadenada por una reacción de alarma (ruido, incidente, contrariedad, tensión psicológica) a unos tóxicos o a un aumento de la emisión de radicales libres.

Pero cualquiera que sea el origen, la mayor parte de las formas de estrés que sufrirán nuestras células se acompaña de alteración de las membranas celulares y del transporte de los minerales a través de estas membranas: las células estresadas dejan huir el magnesio y el potasio y dejan entrar mucho calcio y sodio.

Ahora bien, la taurina protege las membranas y preserva los equilibrios entre minerales; ejerce un efecto «fijador» sobre el magnesio, lo que le impide librarse demasiado rápido de la célula. La taurina, en sinergia con el magnesio, aparece como un elemento fundamental de nuestro equilibrio frente a numerosos agresores.[1] La taurina es cada vez más utilizada como agente antiestrés.

Las dosis aconsejadas prescritas por los médicos en circunstancias precisas son de 100 a 200 mg al día, durante 2 a 3 semanas.

GINSENG

 Atención: precauciones en su administración.
Consultar la ficha de la página 275.

El ginseng tiene un campo de acción bastante amplio. Es un adaptógeno, es decir, una sustancia no tóxica que acrecienta la resistencia al estrés. Las propiedades medicinales del ginseng son en parte debidas a una familia de sustancias químicas llamadas saponinas (ginsenosidas, en el caso del Panax ginseng). Estas sustancias influyen en el metabolismo de los neurotransmisores serotonina y acetilcolina, estimulando asimismo la síntesis de noradrenalina. El estrés y los trastornos resultantes del exceso del trabajo agotan la noradrenalina, ocasionando fatiga mental y falta de concentración.

El ginseng siberiano (*Eleutherococcus senticosus*) es una planta cultivada en Siberia, Corea, China y Japón. Sus efectos

---

1. *Journal of American College of Nutrition*, 4: 355,1985.

han sido evaluados en estudios llevados a cabo con más de 2.000 personas con buena salud.[1] Los resultados indican que el ginseng:

— mejora la capacidad para soportar numerosas situaciones penosas (calor, ruido, transporte, exceso de trabajo, ejercicio, descompresión);

— aumenta la vivacidad mental y facilita el trabajo diario;

— mejora la calidad del trabajo en condiciones de estrés;

— tiene un efecto positivo sobre la forma física.

El ginseng siberiano es un poco menos potente que el Panax ginseng, y se utiliza principalmente en situaciones de poco estrés. En cambio, el Panax ginseng está indicado en los casos de estrés prolongados. Los usuarios siguen unas curas de 2 a 3 semanas.

Las dosis aconsejadas prescritas por los médicos en circunstancias precisas son: Panax ginseng: de 200 a 600 mg por día (extracto al 7 % de ginsenosidas).

Ginseng siberiano: de 100 a 300 mg por día (extracto al 1 % de eleuterosida E).

GABA

 Atención: precauciones en su administración.
Consultar la ficha de la página 270.

El GABA es un aminoácido que ralentiza la actividad de ciertas regiones del cerebro y actúa como sedante ligero. El GABA no tiene los inconvenientes de los medicamentos del tipo benzodiazepinas.

1. *Economic and Medical Plant Research,* 1: 156-215, 1985.

Muchos especialistas lo aconsejan para luchar contra el estrés y la ansiedad, particularmente el doctor Billie Jay Sahley (Pain and Stress Therapy Clinic, San Antonio, Texas) que asocia al GABA otros dos aminoácidos (glutamina y glicina), a la vitamina B6 y al magnesio.

Las dosis aconsejadas prescritas por los médicos en circunstancias precisas son de 500 a 750 mg al día, durante 2 o 3 semanas.

2. Sustancias utilizadas por aquellos a quienes el estrés les vuelve letárgicos, desmotivados, ausentes, afectados por problemas de memoria y con un desinterés afectivo

TIROSINA

 Atención: precauciones en su administración.
Consultar la ficha de la página 312.

El aminoácido tirosina es probablemente una de las sustancias naturales más estudiadas por su protección contra los efectos del estrés. ¿Cómo actúa?

Las manifestaciones hormonales que acompañan la fase 2 del estrés pueden tener unos efectos desastrosos. La afluencia de cortisol puede debilitar las funciones inmunitarias y la actividad de varios órganos, ocasionando desórdenes de comportamiento y pérdida de la libido. Por lo tanto, se puede luchar contra el estrés cuando se encuentra en la fase 2.

En una situación estresante (fase 1), las neuronas noradrenérgicas (las que sintetizan, guardan y utilizan la noradrenalina como neurotransmisor) están excesivamente solicitadas. Esta estimulación provoca el rápido agotamiento de las reservas de noradrenalina, que actúa como mensajero de la atención, de los retos y del placer. Por esta razón, sufrir repetidamente estrés puede llevar a estados depresivos: muchas depresiones tienen como característica común un déficit de noradrenalina.

Algunos investigadores creen que el agotamiento de la noradrenalina que sigue a una fase 1 de estrés provoca un aumento del cortisol, característico del estrés en fase 2.

Resumiendo:

— estrés en fase 1: activación y, seguidamente, agotamiento de la noradrenalina;

— activación de las suprarrenales con secreción de cortisol, y paso al estrés de fase 2.

Para contrarrestar estos efectos negativos, se debe encontrar el sistema para evitar el rápido agotamiento de la noradrenalina en el cerebro. La noradrenalina se fabrica a partir del aminoácido tirosina.

En los animales sometido a estrés (choques eléctricos), la ingesta de suplementos de tirosina previenen el agotamiento de la noradrenalina en varias regiones del cerebro, frenando la afluencia de cortisol.[1]

En el hombre se repiten los mismos mecanismos, tal como se ha demostrado en recientes investigaciones.[2,3] Por ejemplo, cuando a nivel experimental se somete a individuos al frío y a la falta de oxígeno, los suplementos de tirosina reducen el dolor de cabeza, la tensión y la fatiga, limitando la pérdida de

1. *Research in Experimental Medicine*, 189: 289-293, 1989.
2. *Brian Research Bulletin*, 22: 759-762, 1989.
3. *Pharmacology Biochemistry and Behavior*, 47: 935-941, 1994.

atención, de memoria, el tiempo de reacción y la capacidad mental. En otro estudio[1] contra placebo, la tirosina mejoró las funciones cognitivas en los voluntarios que se sometieron, primero, a una batería de tests (muy sensibles al estrés) y, a continuación, a un fuerte ruido de 90 decibelios. Los efectos de la tirosina aún son más claros cuando la alimentación es rica en proteínas.

Las dosis aconsejadas prescritas por los médicos en circunstancias precisas son de 500 a 1.000 mg al día, durante 2 a 3 semanas.

3. Sustancias utilizadas para luchar contra el nerviosismo

GABA

 Atención: precauciones en su administración.
Consultar la ficha de la página 270.

El GABA en un aminoácido y un sedante natural que se fija sobre las neuronas y enlentece la excitabilidad. Muchos especialistas, entre ellos el doctor Billie Jay Sahley (Pain and Stress Therapy Clinic, San Antonio, Texas), lo recomiendan para prevenir los síntomas de ansiedad, así como antes de un viaje en avión o de hablar en público si esto causa temor.

Las dosis aconsejadas prescritas por los médicos en circunstancias precisas son de 750 a 2.250 mg al día, en varias tomas, 3 o 4 días antes de una situación estresante.

---

1. *Brain Research Bulletin*, 33: 319-324, 1994.

DEANOL (Dimetilaminoetanol)

! Atención: precauciones en su administración.
Consultar la ficha de la página 255.

Según un estudio clínico,[1] en doble ciego contra placebo realizado en estudiantes, los participantes que habían recibido deanol tuvieron menor aprensión antes y durante los exámenes. Este efecto era notorio a las seis semanas de tratamiento.

Las dosis aconsejadas prescritas por los médicos en circunstancias precisas son de 400 mg al día, de 4 a 6 semanas antes de un acontecimiento estresante.

---

1. *Clinical Pharmacology and Therapeutics*, 1: 303-310, 1960.

TRANQUILIDAD SIN PASTILLAS

«Si se practica el tai shi shuan correctamente, se tendrá la vitalidad de un niño, no se blanqueará el pelo y se tendrán pocas arrugas» Las palabras de Ma Yueh Liang, noventa y dos años y gran maestro de este arte chino, pueden hacernos sonreír. Pero en Bethesda (Maryland), sede del National Institute of Health, evitan emitir juicios: 30 becas de investigación (que representan varios millones de dólares) se han destinado para evaluar el interés de tratamientos como el yoga, los masajes, el tai shi shuan o el biofeedback. La idea de que los pensamientos influyen en el cuerpo encuentra, actualmente, una incipiente explicación científica en la neurobiología. «Allí donde se dirige un pensamiento, una sustancia química le acompaña», resume Deepak Chopra, médico y director del Institute for Mind/Body Medicine (La Jolla, California). Por ejemplo, desde hace tiempo se sospecha de infertilidad femenina debida al estrés Recientemente, se ha demostrado que el estrés provoca el aumento de prolactina (una hormona) y su secreción dificulta las funciones reproductoras. Otro ejemplo, los que sufren grandes depresiones tienen cuatro veces más posibilidades de desarrollar una afección crónica. Al contrario, muchos trabajos científicos demuestran que la relajación disminuye la presión arterial y, según un reciente estudio sobre la hormona DHEA, incluso reduce la edad biológica de quien la practica.

Otra técnica de relajación, el masaje, acaba de ser noticia en la prensa científica. Investigadores estadounidense han demostrado que los nacidos prematuramente de madres cocainómanas tienen menos complicaciones y menos síntomas de estrés cuando reciben un masaje corporal. Incluso aumentan más de peso que los bebés que no se benefician de este tratamiento.

Si los efectos positivos de la relajación son reales, sus mecanismos de acción guardan muy bien el secreto. En un estudio clínico, investigadores británicos demostraron que las personas estresadas tienen el doble de posibilidades de padecer un resfriado después de exponerse a un virus. Pero cuando los investigadores analizaron la sangre de los miembros de ambos grupos, no había ninguna diferencia en el número de glóbulos blancos...

Los antienvejecimiento (del cerebro)

CUANDO EL CEREBRO ENVEJECE

Al envejecer, el cerebro desarrolla sus funciones con menor eficacia. El nivel de los principales neurotransmisores disminuye: la información se transmite con mayor dificultad, lo que puede alterar el comportamiento y las facultades intelectuales. Pero ¿por qué los neurotransmisores se ven afectados por la edad?

Uno de los principales factores de enlentecimiento de la actividad de las células nerviosas es el acortamiento y el endurecimiento de los vasos que irrigan el cerebro, lo que se denomina arteriosclerosis. Al disponer de menor cantidad de sangre y oxígeno, las neuronas no pueden sintetizar y liberar los neurotransmisores, como hacían anteriormente. Además, el organismo tiene dificultades para captar algunas sustancias de base, como la colina. En otros casos, cuando se envejece, el ritmo de vida cambia, incluso la alimentación: los aportes calóricos disminuyen y con ellos la cantidad diaria de ciertas vitaminas y de ciertos minerales. Entonces, los niveles aportados son insuficientes para permitir un correcto funcionamiento del cerebro. Por ejemplo, en las personas mayores es habitual un carencia de vitamina B1. Este déficit puede ralentizar las funciones intelectuales de modo que a veces se las puede considerar víctimas de la enfermedad de Alzheimer; esta situación podría prevenirse tomando suplementos de esta vitamina. Otros cambios influyen en la síntesis de los neurotransmisores. Así, el enzima que permite a las células nerviosas la transformación al aminoácido tirosina en dopamina y noradrenalina disminuye su actividad a medida que se envejece. Al mismo tiempo, el enzima (monoamina oxidasa), cuyo papel es destruir los neurotransmisores, aumenta. Resultado: la cantidad de dopamina y noradrenalina disponible es menor. La capacidad de control y vigilia disminuyen, pudiendo desencadenarse una depresión.

LIMITACIÓN CELULAR

Los espacios entre neuronas también disminuyen con la edad, lo que podría explicar que el cerebro de las personas mayores sea más pequeño.

A partir de autopsias, el doctor Harry Dempoulus, un patólogo de la Universidad de Nueva York, descubrió que el cerebro de las personas muy mayores puede haber disminuido su tamaño en un tercio. Los mismos resultados se observaron en cerebros de ratas. Willian Bondareff y Robert Narotzky (Northwestern University, Chicago) midieron el espacio entre neuronas en los cerebros de las ratas y descubrieron que éstos habían disminuido dos veces comparando ratas jóvenes y viejas.[1] Actualmente, los investigadores piensan que esta disminución produce un efecto nefasto sobre el funcionamiento del cerebro. Los espacios intercelulares per-

---

1. Potter, Orfali: *Brain Boosters*, Ronin Publishing, Inc. Berkeley, California, USA, p. 35, 1993.

miten el transporte de los neurotransmisores a través de las sinapsis. Su disminución afectaría negativamente a la calidad y a la rapidez de los mensajes.

¿MUEREN LAS NEURONAS?

Las neuronas forman parte de las células que pueden reproducirse (es el caso también de las células del corazón). Cuando desaparecen, normalmente es de forma definitiva. Muchos especialistas creen que el cerebro pierde entre 50.000 y 100.000 neuronas al año. Con el paso de los años, el cerebro pierde conexiones: hasta un 25 % en ciertas regiones a la edad de ochenta años. A esta edad, el cerebro ha perdido un 10 % de su peso; literalmente ha encogido.

Pero investigadores como Robert Terry (Universidad de California, San Diego) no creen que las neuronas desaparezcan masivamente. La disminución del cerebro, dice este investigador, se debe sobre todo a la reducción de las dendritas, esos filamentos que reciben los mensajes de otras células. Las dendritas son frágiles ramificaciones. El envejecimiento implica una reducción del número de dendritas y de su longitud, lo que disminuye las posibilidades de comunicación y se traduce en un declive de las facultades intelectuales. Estudios más detallados demuestran que es posible preservar las dendritas y ciertas neuronas del envejecimiento biológico.

LOS RADICALES LIBRES

Los principales responsables del envejecimiento de las neuronas parecen ser partículas muy reactivas que se denominan radicales libres.

Los radicales libres son átomos o fragmentos de moléculas

que incluyen un número impar de electrones, una «anomalía» que los vuelve inestables. Para recuperar su estabilidad, roban átomos de hidrógeno a otras moléculas —perfectamente estables— como las grasas. Estas moléculas son particularmente apreciadas por el oxígeno, que se une a ellas. Entonces, se oxidan, es decir, se desnaturalizan.

Este fenómeno es el que provoca que la mantequilla dejada fuera del frigorífico se enrancie y se cubra de una película amarilla. El mismo fenómeno afecta a nuestras propias grasas, como el colesterol sanguíneo o incluso los ácidos grasos que componen las membranas de nuestras células.

Cada segundo, las células de nuestro cuerpo se ven atacadas por los radicales libres. La respiración, la digestión, los rayos del sol, las radiaciones, los gases de los coches, el humo de los cigarrillos, el alcohol e incluso el ejercicio provocan radicales libres.

Los radicales libres pueden afectar a gran cantidad de células atacando a sus membranas, que al igual que la mantequillas, son ricas en lípidos (grasas). Las grasas afectadas se vuelven tóxicas y provocan otros desgastes. Son el origen de inflamaciones y, al mismo tiempo, deforman las proteínas: el cuerpo no las reconoce, lo que provoca un ataque del sistema inmunitario al organismo. Estropean los genes y, por lo tanto, los códigos de reproducción de la célula: los genes de cada célula reciben cada día 10.000 agresiones debidas a los radicales libres.

¿Cómo se puede superar este bombardeo permanente que aumenta si se fuma o si se vive en una ciudad contaminada o si se consumen medicamentos?

Los genes se pueden reparar gracias a enzimas especializados, lo que provoca un costo en energía y en vitaminas y minerales. Pero los sistemas de reparación también sufren problemas sobre todo si se acumulan las lesiones.

¿Qué sucede cuando los genes se ven afectados de forma permanente? La información necesaria para realizar las operaciones que permiten funcionar de forma óptima se desnaturaliza. Los genes que llevan las instrucciones necesarias para la producción de neurotransmisores se ven alterados: con la edad, la capacidad intelectual disminuye.

Las proteínas, los receptores que permiten la comunicación entre las células, los transportadores que permiten el paso de moléculas a través de las membranas y de ciertas vitaminas pueden verse atacadas por los radicales libres. Así, las proteínas encargadas del transporte de los aminoácidos a través de la barrera hemomeníngea pueden deformarse: el cerebro no consigue la cantidad suficiente de estas sustancias que tanto necesita para fabricar los neurotransmisores.

Es así como actualmente se explica el envejecimiento y las patologías cuya frecuencia aumenta con la edad (enfermedades cardiovasculares, cáncer, Parkinson, Alzheimer, cataratas).

LOS ANTIOXIDANTES, PROTECTORES CELULARES

Si las enfermedades degenerativas no nos afectan hasta el final de nuestra existencia es porque otras moléculas protegen continuamente nuestras células de los efectos negativos de los radicales libres. Estas moléculas son los antioxidantes.

Diversas sustancias alimenticias ejercen un efecto antioxidante. Éstas son las vitaminas, como la C y la E, la vitamina B2, los carotenoides; o los minerales, como el zinc, el magnesio y el selenio; o los aminoácidos como la cisteína y la taurina; o, incluso, compuestos menos conocidos como el ácido alfalipoico, la glutation o el coenżima Q 10.

La mayoría de los antioxidantes actúan en sinergia: por ejemplo, la vitamina C aumenta la eficacia de la vitamina E. Cuando el nivel de los radicales libres aumenta (tabaco, alcohol, polución, radiaciones) o cuando el aporte de antioxidantes disminuye, se crea un desequilibrio que puede afectar a cualquier elemento de la célula.

Por esto es tan importante reducir las fuentes de radicales libres (tabaco, contaminación, maneras de cocción agresivas, exceso de sol, infecciones, inflamaciones, estrés). Pero, al mismo tiempo, se debe optimizar el aporte de antioxidantes y neutralizar los radicales libres, lo que puede realizarse con la ingesta de alimentos que privilegian los alimentos ricos en vitaminas y minerales: frutas, legumbres, alimentos completos. Paralelamente, la ingesta diaria de complementos de vitaminas y minerales, en particular vitamina E y selenio, protegerá al cerebro y otros órganos de un envejecimiento prematuro.

Sustancias utilizadas para mejorar las funciones cognitivas

VITAMINA E + VITAMINA C

Atención: precauciones en su administración.

Consultar la ficha de la página 318.

El cerebro humano consume cantidades considerables de oxígeno. También es un órgano rico en materias grasas. Con esto se dan las condiciones propicias para una importante oxidación por parte de los radicales libres que pueden, al mismo tiempo, perturbar las funciones intelectuales.

La vitamina E y otros antioxidantes limitan las lesiones provocadas por los radicales libres en el animal, efecto que también se cree factible en el hombre. Si los radicales libres se ven implicados en una disminución de las funciones intelectuales, se puede pensar que suplementos de antioxidantes se opondrían a esta pérdida. Un reciente estudio[1] llevado a cabo en ratas demostró que la administración de vitaminas E, C y otro antioxidante mejoraba las funciones cognitivas y la actividad motriz en las ratas adultas.

El efecto de los antioxidantes puede manifestarse de forma espectacular. Un estudio epidemiológico[2] demostró que en las personas que consumen suplementos de vitamina E el riesgo de que contraigan enfermedades como Parkinson es cuatro veces menor que el de aquellas que no los consumen.

Las dosis aconsejadas prescritas por los médicos en circunstancias precisas son de:

vitamina E: 100 a 400 UI al día, durante varios meses, incluso varios años

vitamina C: 100 a 500 mg al día, durante varios meses, incluso varios años

ÁCIDO ALFA-LIPOICO

 Atención: precauciones en su administración.
Consultar la ficha de la página 229.

El ácido alfa-lipoico también es un antioxidante, es decir, que protege las células y otras sustancias importantes (vitaminas, proteínas, ácidos grasos, colesterol) de los perjuicios causados por los radicales libres.

---

1. *Brain Research,* 693: 88-94, 1995.
2. *Neurology,* 39 (S1): 181, 1989.

Estudios preliminares sugieren que el ácido alfa-lipoico preserva las células del cerebro de una forma de destrucción llamada excititoxicidad, que acompaña las enfermedades degenerativas como el Alzheimer o el Parkinson. Otro estudio realizado en ratas[1] demostró que las neuronas tratadas con el ácido alfa-lipoico desarrollan ramificaciones más largas que las neuronas no tratadas.

En el hombre no se ha realizado ningún estudio clínico que confirme esta hipótesis. Sin embargo, la ingestión de ácido alfa-lipoico se receta en Alemania en el tratamiento de polineuropatías de la diabetes. Diversos médicos estadounidenses utilizan regularmente el ácido alfa-lipoico como preventivo de enfermedades degenerativas del cerebro vinculadas al envejecimiento.

Las dosis aconsejadas prescritas por los médicos en circunstancias precisas son de 50 a 100 mg al día, durante varios meses, incluso años.

COLINA Y FOSFATIDILCOLINA

 Atención: precauciones en su administración.
Consultar las fichas de la páginas 250 y 268.

La acetilcolina es uno de los más importantes neurotransmisores del cerebro. Con la edad, el organismo fabrica menos acetilcolina. Este déficit es muy acusado en la enfermedad de Alzheimer.

Numerosos experimentos han demostrado que se puede aumentar la cantidad de acetilcolina en el cerebro, simplemente consumiendo un poco de colina o lecitina (fosfatidilcolina), que se encuentran en su composición. Con esto, será

---

1. *Free Radicals in Biology and medicine*, 19: 227-250, 1995.

posible retrasar el envejecimiento del cerebro y prevenir el declive de las funciones mentales. Estas conclusiones se basan en los resultados de dos importantes experimentos.

El doctor Richard Wurtman (Massachusetts Institute of Technology, Boston) demostró[1] que cuando no se aporta suficiente cantidad de colina a nuestro organismo (por la alimentación), las neuronas colinérgicas del cerebro buscan desesperadamente paliar esta carencia, agotando el precioso nutriente de sus propias membranas, que son ricas en fosfatidilcolina, una forma de colina. Es como si se hicieran el hara-kiri. Es decir, en las situación en que la alimentación es pobre en colina (lo que puede suceder en ciertos regímenes sin grasas), las neuronas se autocanibalizan.

Por su parte, el doctor Mervis, director del Brain Aging and Neuronal Plasticity Research Group, de Ohio State University, demostró que ratas a las que se proporcionaba alimentos ricos en colina o en fosfatidilcolina conservaban una mejor memoria que sus vecinas que recibían una alimentación normal. Más sorprendente aún, al examinar su cerebro una vez muertas, Mervis constató con sorpresa que éste había resistido mejor al envejecimiento. Normalmente, al envejecer, el cerebro (tanto el humano como el animal) pierde un gran número de dendritas. Paralelamente, las membranas de las restantes neuronas adquieren rigidez, pierden su elasticidad, lo que las vuelve más insensibles a los requerimientos de los neurotransmisores. En cambio, las ratas suplementadas con colina tenían tantas dendritas como las ratas jóvenes y las membranas de sus neuronas aún eran flexibles. Como indica el doctor Mervis, «a pesar de las diferencias entre las ratas y los humanos, existen similitudes remarcables en la estructura

---

1. *Science*, 221: 614-620, 1983.

de sus células nerviosas. Creo que la lecitina puede ayudar a suprimir o retrasar en el hombre problemas similares».[1]

Las dosis aconsejadas prescritas por los médicos en circunstancias precisas son de:
Colina: 300 a 500 mg al día durante varios meses, incluso años
Fosfatidilcolina: 1.500 a 2.000 mg al día durante varios meses, incluso años

DIHIDROERGOTOXINA

 Atención: precauciones en su administración.

Consultar la ficha de la página 261.

La dehidroergotoxina se utiliza en muchos países como agente antienvejecimiento. Un reciente estudio llevado a cabo en animales refuerza esta idea.

Uno de los mecanismos antienvejecimiento del cerebro se debe a una proteína llamada Band 3, que está presente en todas las células y que se degrada progresivamente con la edad. Esta degradación provoca según un complejo mecanismo la aparición de auto-anticuerpos que dan al sistema inmunitario la orden de destruir la célula implicada. Elevadas tasas de estos auto-anticuerpos han sido detectadas en los enfermos de Alzheimer.

En un estudio realizado en Texas y en Arizona, los investigadores demostraron que la dihidroergotoxina protege, en el caso de las ratas adultas, a la proteína Band 3 de la degradación que conduce a la muerte programada de las células. Así, la dihidroergotoxina podría, según estos mismos investigadores, «enlentecer los problemas celulares vinculados a la edad».[2]

1. (Leathwood: Nutritional Modulation of Neurotransmitter Metabolism. En Kinney, Borum (ed.), *Perspectives in Clinical Nutrition,* Urban & Schwarzenberg (Munich, Alemania), pp. 233-260, 1989.
2. *Life Sciences,* 58 (8): 655-664, 1996.

Las dosis aconsejadas prescritas por los médicos en circunstancias precisas son de 5 mg al día, durante varias semanas, incluso meses.

ACETIL-L-CARNITINA (ALC)

 Atención: precauciones en su administración.
Consultar la ficha de la página 225.

Es muy limitado el número de sustancias que tienen acceso al cerebro. La ALC es una de ellas. Elevados niveles de ALC en el cerebro favorecen la comunicación entre las neuronas. La ALC protege a las neuronas de cierto tipo de degeneración vinculado a la edad.

El ALC impide los cambios de viscosidad del colesterol membranoso, sometido a la edad y a los radicales libres. Reduce también el depósito de pigmentos intracelulares de un indicador del envejecimiento, la liposuccina. Además, modula la acción de neurotransmisores excitantes como el ácido glutámico que a grandes dosis puede perjudicar a las neuronas.

En los animales, tratamientos prolongados de ALC han reducido los déficits amnésicos vinculados a la edad e, incluso, han prolongado su vida.[1]

Las dosis aconsejadas prescritas por los médicos en circunstancias precisas son de 500 a 750 mg al día, durante varias semanas, incluso meses.

---

1. *Neurobiology of Aging,* 14: 107-115, 1993.

FOSFATIDILSERINA

! Atención: precauciones en su administración.
Consultar la ficha de la página 268.

Esta grasa que se encuentra en las membranas de las neuronas ayuda a mantener la juventud y la eficacia de las células nerviosas. Las ratas que reciben suplementos de fosfatidilserina entre los 3 y los 27 meses conservan terminaciones nerviosas (dendritas) intactas. Normalmente, el envejecimiento va acompañado de alteración en las dendritas.[1]

Los cambios que con la edad contribuyen a afectar a las membranas de las células nerviosas podrían afectar a los neurotransmisores y alterar el comportamiento de la memoria y el aprendizaje.

¿Cómo se manifiestan estas alteraciones? Se cree que el envejecimiento de las membranas se acompaña de pérdida de la viscosidad de las grasas que las constituyen, de reducción de la actividad enzimática, de alteración en los receptores, de pérdida de la capacidad de transporte y de pérdida de las propiedades eléctricas de las neuronas. La fosfatidilserina puede mejorar estos desarreglos en la medida en que actúa en el centro de la membrana y ayuda a regular las comunicaciones de célula a célula.

Diversos estudios realizados en personas de más de cincuenta años demostraron que la administración de fosfatidilserina mantiene las facultades cognitivas y mejora el humor.

Las dosis aconsejadas prescritas por los médicos en circunstancias precisas son de 100 a 300 mg al día, durante varias semanas, incluso meses.

---

1. *Neurobiology of Aging,* 8: 501-510, 1987.

MECLOFENOXATO

 Atención: precauciones en su administración.
Consultar la ficha de la página 290.

Estudios realizados en animales han demostrado que el meclofenoxato reduce la acumulación de un pigmento celular, la lipofuscina, en las neuronas y en las células del corazón. La lipofuscina es un desecho del metabolismo que se acumula con la edad: en el origen de las manchas de envejecimiento. En el cerebro, los depósitos de lipofuscina provocan el deterioro de las funciones intelectuales y, en particular, de la memoria.

El meclofenoxato se utiliza en ciertos medios como agente antiedad para preservar las funciones mentales. Esta aplicación no responde a estudios clínicos realizados en el hombre.

Las dosis aconsejadas prescritas por los médicos en circunstancias precisas son de 1.000 mg al día, durante 3 o 4 semanas.

Los ansiolíticos

Manifestar un poco de ansiedad es natural, incluso es señal de salud psíquica y de interés por lo que nos rodea. Sin embargo, niveles elevados de ansiedad son difíciles de aceptar. Las situaciones que generan ansiedad pueden parecer triviales: una cita amorosa, un viaje en avión, enfrentarse a un superior, hablar en público. Cuando la ansiedad no tiene una causa bien identificada puede ir acompañada de una serie de síntomas desagradables: palpitaciones, dolor en el pecho, ahogo, tensión muscular, vértigo, problemas abdominales. Entonces requiere un tratamiento médico que supera el marco de este libro.

Para contrarrestar los efectos de la ansiedad, los laboratorios farmacéuticos han puesto a punto moléculas que se han llamado tranquilizantes. La gran mayoría pertenecen a la familia de las benzodiazepinas.

Las benzodiazepinas son las moléculas más utilizadas en los casos de ansiedad. «Estas moléculas se toleran bien —según el profesor farmacólogo Jean-Robert Rapin—, pero tienen efectos negativos, como disminuir la memoria reciente. Así, aquellos que utilizan somníferos de modo regular necesitan un periodo de tiempo considerable para rendir al cien por cien al día siguiente». Las benzodiazepinas sólo son «caretas» que ocultan las manifestaciones de la ansiedad. El riesgo de dependencia es real: por ejemplo, entre 80 y 100 mg de Valium pueden provocar dependencia en un espacio de 6 semanas. «Cuando se deja esta medicación, normalmente reaparece la ansiedad, acompañada de mareos y de insomnio», explica el profesor Rapin.

Si bien las benzodiazepinas pueden ser útiles en situaciones graves, no lo son en las situaciones que afectan a la vida diaria. Otras sustancias menos peligrosas también ejercen efectos calmantes y son cada vez más populares.

1. Sustancias utilizadas para superar puntualmente una situación de ansiedad

 MAGNESIO

Atención: precauciones en su administración.
Consultar la ficha de la página 288.

El magnesio es un calmante simple, barato, sin efectos secundarios notables. Pero en un 60-85 % de la población, la ingestión de magnesio es insuficiente, sin contar que las escasas reservas se agotan rápidamente después de una situación de estrés, por el ruido y la contaminación. Además, muchas personas presentan un problema genético que les impide retener el magnesio en las células. Los investigadores y los médicos aconsejan recargar constantemente el organismo de magnesio. La forma más simple consiste en sustituir el agua que bebemos habitualmente por otra rica en magnesio. Esta medida puede reforzarse por la toma de sales de magnesio una o dos horas antes de afrontar una situación difícil.

Las dosis aconsejadas prescritas por los médicos en circunstancias precisas son de 100 a 300 mg al día.

GABA

 Atención: precauciones en su administración.
Consultar la ficha de la página 270.

Las benzodiazepinas actúan aumentando la acción del GABA en el cerebro. El GABA es un sedante natural que ralentiza la actividad eléctrica de ciertas regiones cerebrales. Protege las zonas del cerebro implicadas en la elección entre los múltiples mensajes que proceden de los centros de la emoción. El GABA es capaz de imitar los efectos calmantes de los medicamentos del tipo de las benzodiazepinas. Mientras que estos ansiolíticos producen serios efectos secundarios (dependencia, problemas de memoria), el GABA no presenta ninguno de estos inconvenientes.

Sin embargo, su acción no ha sido evaluada de forma rigurosa (estudios clínicos de doble ciego) y existen ciertas dudas sobre la capacidad de la molécula, cuando se ingiere de forma oral, para franquear sin problemas la capa que aísla al cerebro del resto del cuerpo. Su utilización se basa sobre todo en los trabajos realizados por el doctor Carl Pfeiffer (Princeton, New Jersey) o en la observaciones clínicas llevadas a cabo por el doctor Sahley (San Antonio, Texas). Según Carl Pfeiffer «el GABA es un ansiolítico y merece ser probado en personas con altos índices de ansiedad que no se liberan de las benzodiazepinas». Para el doctor Sahley «existen muchos datos en la literatura científica para pensar que el GABA tiene potencial para sustituir a numerosos tranquilizantes».

Las dosis aconsejadas prescritas por los médicos en circunstancias precisas son de 500 a 800 mg al día, durante 3 o 4 semanas.

2. Sustancias utilizadas para acabar con los síntomas de la ansiedad

VITAMINAS B6 (Y B9, B12)

 Atención: precauciones en su administración.
Consultar la ficha de la página 318.

La eficacia del magnesio se ve reforzada por la vitamina B6, que lo «fija» en las células. Pero esta vitamina es interesante por otro aspecto: es utilizada por el cerebro para fabricar más sustancias (GABA, serotonina), de las que dependen la relajación, la sensación de bienestar y el sueño. La síntesis de serotonina necesita la presencia de las vitaminas B9 y B12. La vitamina B6 es necesaria para la producción de taurina, un aminoácido que disminuye la tensión nerviosa a nivel de las células musculares que son menos reactivas frente al estrés y a nivel de las neuronas cerebrales, que vuelve menos excitables.

Como en el caso del magnesio, los aportes de estas tres vitaminas son bajos. Recientes estudios realizados en Francia[1]

---

1. *Revue d'épidémiologie et de santé publique*, 39: 245-261, 1991.

han demostrado que nueve de cada diez franceses no ingieren suficiente vitamina B6 por la alimentación.

El déficit en vitamina B6 afecta a personas estresadas, ansiosas, irritables.[1] En efecto, no todos los neurotransmisores se ven afectados de la misma manera por un déficit en B6. Los más afectados son la serotonina y el GABA, que son esenciales para el control de la ansiedad y de la tensión. Los déficits en vitamina B6 pueden provocar la aparición de una ansiedad enfermiza para la cual el médico recetará ansiolíticos o antidepresivos (con el riesgo de dependencia que conllevan), sin que el desequilibrio de origen sea corregido.

Las dosis aconsejadas prescritas por los médicos en circunstancias precisas son de:

vitamina B6: 50 a 100 mg al día, durante 3 o 4 semanas

vitamina B9: 400 a 5.000 mg al día, durante 3 o 4 semanas

vitamina B12: 10 a 1.000 mcg al día, durante 3 o 4 semanas

CORAZONCILLO

Atención: precauciones en su administración.
Consultar la ficha de la página 253.

El corazoncillo se utiliza empíricamente como ansiolítico en numerosos países. En Alemania está reconocido por el Ministerio de Salud como método terapéutico para el tratamiento de la ansiedad. Los investigadores han descubierto que esta planta afecta a la química del cerebro de forma que mejora el humor. Diversos estudios han demostrado que el extracto de

---

1. *Nutrition Reports International,* 27: 867-873, 1983.

corazoncillo mejora significativamente los síntomas vinculados a la ansiedad.[1]

Las dosis aconsejadas prescritas por los médicos en circunstancias precisas son de 300 a 1.000 mg al día, durante 3 o 6 semanas.

KAWA KAWA

 Atención: precauciones en su administración.
Consultar la ficha de la página 284.

Los extractos de esta planta ejercen un efecto calmante, tal como se encuentra documentado en numerosos estudios. En uno de ellos, el Kawa Kawa actúa igual que un medicamento ansiolítico, el oxazepam. En otro estudio,[2] el Kawa Kawa había mostrado su eficacia y sin efectos secundarios para reducir síntomas de palpitaciones, dolor de cabeza, vértigos y problemas gastrointestinales.

El Kawa Kawa actúa de forma acumulativa: los médicos que la aconsejan, como el doctor Julian Whitaker (Newport Beach, California), creen que los efectos aparecen a las 3 o 4 semanas de ingerir diariamente 60 mg.

Las dosis aconsejadas prescritas por los médicos en circunstancias precisas son de 60 a 180 mg al día en las comidas, durante 3 a 6 semanas.

1. Murray, *Natural Alternatives to Over-the-Counter and Prescription Drugs.* William Morrow, New York, USA, p. 309, 1994.

2. *American Journal of Natural medicine*, 1: 10-14, 1994.

5-HTP

 Atención: precauciones en su administración.
Consultar la ficha de la página 248.

El 5-HTP es un precursor de la serotonina. Favorece su aumento en el cerebro. En un estudio, 10 pacientes que sufrían ansiedad recibieron 5-HTP. El producto disminuyó la sensación de ansiedad, según tres niveles diferentes utilizados por los investigadores.[1] Son muchos los estadounidenses que utilizan el 5-HTP para neutralizar los síntomas de la ansiedad.[2]

Las dosis aconsejadas prescritas por los médicos en circunstancias precisas son de 50 mg al día, durante 2 a 3 semanas.

1. *Journal of affective disorders*, 8: 197-200, 1985.
2. *Life Enhancement news*, 27: 1-2, 1996.

Los afrodisíacos

Es una novedad: los afrodisíacos interesan a los investigadores. Actualmente, la ciencia está pendiente de cada nuevo producto-candidato. Test contra placebo, medidas biológicas, publicaciones en las revistas más especializadas: cada vez se sabe un poco más de los productos que ponen en forma y de los que no funcionan.

Sin embargo, si su libido (deseo sexual) le juega malas pasadas, su criterio le aconsejará no desvalijar la farmacia, sino consultar a un especialista. Son muchos los centros hospitalarios que cuentan con andrólogos o urólogos que pueden proporcionarle la solución. Como destaca el doctor Sylvain Mimoun, director del centro de andrología y reproducción del Hospital Cochin de París, «la misma idea de afrodisíaco incita a estimular, pero para muchos hombres es más importante la desinhibición que la potencia». Y esto es algo que los especialistas pueden conseguir.

1. Sustancias utilizadas para aumentar la libido (deseo sexual)

ZINC

! Atención: precauciones en su administración.
Consultar la ficha de la página 325.

El zinc está presente en una importante cantidad en el aparato genital masculino. Participa en la síntesis del esperma, del líquido seminal y de la testosterona. Una falta de zinc puede implicar un descenso de la libido. En algunos países, el consumo diario de zinc es significativamente menor del aconsejado. En Francia, el 90 % de la población masculina de más de cincuenta años no ingiere los aportes aconsejados.

Entre las personas que presentan déficit, aunque sean mínimos, en zinc, los suplementos pueden aumentar la tasa de testosterona y pueden mejorar el deseo sexual. Por ejemplo, las carencias de zinc son frecuentes en los enfermos sometidos a diálisis renal. Se ha comprobado que entre un 48-80 % de estos pacientes son impotentes. Pero en un experimento[1] en el que se administró 50 mg de acetato de zinc (o un placebo) a veinte enfermos, se obtuvo un aumento significativo del nivel de testosterona. Estos pacientes también experimentaron una mejora en su libido, en la calidad de sus erecciones y en la frecuencia de sus relaciones. Suplementos de zinc pueden aumentar la tasa de testosterona en aquellos —bastantes— que presentan una ligera carencia de zinc.[2]

---

1. *Annals of Internal Medicine*, 97: 357, 1982.
2. *Lancet*, 2: 1125, 1977.

Las dosis aconsejadas prescritas por los médicos en circunstancias precisas son de 10 a 50 mg al día (acetato o gluconato), durante 3-4 semanas.

GINSENG (PANAX GINSENG)

 Atención: precauciones en su administración.
Consultar la ficha de la página 275.

El ginseng protege del estrés, reduce la tensión nerviosa y mejora la actividad endocrina. Se encuentra en forma de cápsulas (té) de 500 mg, o incluso en forma concentrada en tiendas de dietética. El ginseng debe tomarse en ayunas. Se desaconseja ingerir más de 2.000 mg al día, ya que puede provocar hipertensión, diarrea, erupciones cutáneas, trastornos de sueño y problemas neurológicos.

Los que lo toman asocian el ginseng a un complemento vitamínico y mineral equilibrado (que contiene de 1 a 2 veces los aportes diarios aconsejados de vitaminas y minerales, salvo hierro). Un reciente estudio ha demostrado que esta asociación disminuye la ansiedad, mejora el humor y favorece la actividad sexual.

Las dosis aconsejadas prescritas por los médicos en circunstancias precisas son de 100 a 200 mg al día, en curas de 2 a 3 semanas.

TIROSINA

! Atención: precauciones en su administración.
Consultar la ficha de la página 312.

La tirosina es un aminoácido (que constituye la base de las proteínas) que desempeña su papel en la libido.

Todas las glándulas endocrinas y sus hormonas contribuyen a la potencia y al equilibrio sexual. La tiroides produce una hormona, la tiroxina, que controla el metabolismo del organismo. Cuando la producción de tiroxina es insuficiente (como sucede en el hipotiroidismo), la libido disminuye. La secreción de tiroxina se produce a partir de la tirosina, y bajo la influencia de las vitaminas B6, C y de colina. Estos nutrientes son indispensables para un correcto funcionamiento de la tiroides; su carencia o déficit puede ser el origen de problemas sexuales.

Pero la tirosina presenta otro interés para la libido. Este aminoácido es utilizado por el cerebro para fabricar dos neurotransmisores, dopamina y noradrenalina, que intervienen en el deseo sexual:

— la dipamina facilita la atención de las funciones mentales, la excitación, la iniciativa, el acceso al placer;

— la noradrenalina es el neurotransmisor del deseo.

Si se cree a los especialistas, la tirosina puede tener un efecto estárter en aquellos que habitualmente son inhibidos; puede despertar la necesidad de «tener necesidad».

Las dosis aconsejadas prescritas por los médicos en circunstancias precisas son de 500 a 1.000 mg al día, separadas de las comidas, en curas de 3 a 4 semanas.

AVENA SATIVA (EXTRACTO DE AVENA)

 Atención: precauciones en su administración.
Consultar la ficha de la página 238.

El extracto de avena actúa aumentado la testosterona libre, una hormona que interviene en el deseo sexual del hombre y de la mujer y en la calidad de las erecciones masculinas. En un estudio realizado en un grupo de 30 hombres de entre cincuenta y cinco y setenta y dos años, 19 de ellos experimentaron una clara mejora de la libido. Otros estudios[1] realizados en mujeres concluyeron con una mejora del 76 % entre las participantes.

Las dosis aconsejadas prescritas por los médicos en circunstancias precisas son de 300 mg al día en curas de 3 a 6 semanas.

YOHIMBINA

 Atención: precauciones en su administración.
Consultar la ficha de la página 323.

Hasta principios de los años ochenta, la yohimbina se consideró un tratamiento satisfactorio de la impotencia masculina, pero no se sabía si influía en la libido.

Actualmente,[2] se sabe que la yohimbina posea un efecto estimulante en la libido. En el hombre, esta molécula aumenta la tasa sanguínea de noradrenalina en un 66 %. La noradrenalina es el neurotransmisor del deseo: activa los centros cerebrales de la sexualidad.

1. *Life extension* , 8: 1-7, 1995.
2. *Cardiovascualr Pharmacology*, 22: 22-26, 1993.

Estudios realizados en animales[1] han demostrado que la yohimbina facilita un comportamiento sexual. La yohimbina estimula la sexualidad en las ratas que jamás, anteriormente, habían manifestado actividad, y también en animales castrados (y, por lo tanto, privados de testosterona). Asimismo, estimula la sexualidad en las hembras fuera del período de actividad del ciclo sexual. La yohimbina desencadena efectos prosexuales en los cocodrilos.

En el hombre, los efectos sobre la libido no han sido clínicamente evaluados de forma rigurosa.

Las dosis aconsejadas prescritas por el médico en circunstancias precisas son de 2 a 3 mg al día (en personas con buena salud), en curas de 3 semanas, y de 12 a 18 mg al día (en dosis progresivas), en curas de 3 semanas.

BROMOCRIPTINA

Atención: precauciones en su administración.
Consultar la ficha de la página 242.

La disminución de la actividad sexual ligada a la edad se asocia a una disminución en la tasa de dopamina (un neurotransmisor) y tasas elevadas de prolactina, una hormona que en la mujer estimula la lactancia.

Tasas bajas de dopamina se traducen, con frecuencia, en problemas de deseo. Tasas elevadas de prolactina pueden provocar impotencia en el hombre y, en ambos sexos, un descenso de la libido y un estado depresivo.

---

1. *Neuroendocrinology*, 41: 36-43, 1985.

La bromocriptina, un alcaloide derivado de un hongo parásito, *Claviceps purpura,* un medicamento que se vende con receta médica, que aumenta los efectos de la dopamina y que se
opone al exceso de prolactina. Los hombres que sufren una elevada tasa de prolactina se
ven inhibidos en el terreno sexual. En estas personas, la bromocriptina es como un milagro (en caso de pérdida de la libido puede recetarse prolactina).[1] En las mujeres, la bromocriptina puede estimular la libido, como lo ha demostrado un
estudio[2] sobre la fertilidad realizado en 42 mujeres.

La bromocriptina también se utiliza para tratar las deficiencias sexuales en ciertas clases de medicamentos psicótropos (tranquilizantes, neuroepilépticos o antipsicóticos). Los
efectos secundarios de estas sustancias se traducen, en los
hombres, en una alteración de la libido, en problemas a nivel
de erección y de eyaculación. Las mujeres sufren reglas irre-
gulares, desaparición de la libido e incapacidad para llegar al
orgasmo. Estos efectos negativos se atribuyen a las propiedades antidopaminérgicas de estos medicamentos, que estimulan la liberación de prolactina.

La bromocriptina también es popular entre las personas
que gozan de buena salud, en tanto que estimulante del sistema dopaminérgico y de la producción de la hormona del
crecimiento.

Los hombres que la ingieren pueden «dopar» su sexualidad. Esos supuestos efectos en el hombres se basan en estudios
realizados en animales.[3]

El uso de bromocriptina en la mujer con buena salud también se basa en estudios que demuestran que esta sustancia

---

1. *Journal of Clinical Endocrinology and Metabolism,* 76 (2): 484-488, 1993.
2. *Sweden Acta Endocrinologica,* 88: 435-451, 1978.
3. *Life Extension Report,* 13: 75-78, 1993.

induce a un comportamiento de invitación sexual en las hembras de los monos rhesus.[1]

La ingestión de bromocriptina requiere control médico.

Las dosis aconsejadas prescritas por el médico en circunstancias precisas son de 1,25 a 5 mg al día, en curas de 2 a 3 semanas.

2. Sustancias utilizadas para mejorar las erecciones

GINKGO BILOBA

 Atención: precauciones en su administración.

Consultar la ficha de la página 272.

El pene concentra gran número de vasos sanguíneos, agrupados en tres estructuras: dos cuerpos cavernosos y un cuerpo esponjoso. Un esfínter rodea las principales arterias que conducen al pene. Cuando se dilata, la sangre penetra en los capilares. Los vasos sanguíneos encargados de evacuar la sangre se ven superados por los «acontecimientos»: de pronto, la sangre se acumula en el pene y se produce la erección.

Por esta razón, los hombres que sufren aterosclerosis (estrechamiento de los vasos por placas de ateroma) y arteriosclerosis (endurecimiento de los vasos) presentan problemas de erección, ya que el estado de sus capilares refleja el de sus arterias. De forma general, todo aquello que dificulta el flujo sanguíneo puede provocar problemas. Por esto es importante uti-

---

1. *Ciba Foundation Symposium*, 62: 329-358, 1978.

lizar complementos alimenticios y adoptar un estilo de vida que mantenga los vasos flexibles y abiertos: evitar el tabaco, los excesos de grasas saturadas, dar prioridad a los aceites de colza o de oliva, comer diariamente 5 o 6 piezas de frutas y legumbres frescas, beber uno o dos vasos de vino al día, hacer ejercicio.

El ginkgo mejora la circulación sanguínea en los capilares por vasodilatación. También favorece la transmisión nerviosa.[1] Un estudio publicado por el controló a un grupo de 60 hombres que sufrían impotencia. Ninguno de ellos había mostrado una respuesta positiva a las inyecciones de papaverina. Cada uno recibió un extracto de ginkgo a razón de 60 mg al día durante un período de 12 a 18 meses. Los investigadores utilizaron como modo de exploración una sonografía para evaluar mes a mes la circulación sanguínea en el pene. Los resultados fueron positivos, ya que un 51 % de los pacientes recuperó un funcionamiento normal en 6 meses. A partir del segundo mes, los sonogramas revelaron que el flujo sanguíneo en el pene había aumentado.[2]

Las dosis aconsejadas prescritas por los médicos en circunstancias precisas son de 60 a 120 mg al día, durante varios meses.

---

1. *La Presse Médicales*, 15 (31): 1524, 1986.
2. *Journal of Urology* 141: 188a, 1989.

ARGININA

 Atención: precauciones en su administración.
Consultar la ficha de la página 236.

La arginina es un aminoácido. Esta sustancia, en apariencia anodina, es objeto de importantes investigaciones, ya que se ha demostrado que protege de las enfermedades cardiovasculares, aumenta la inmunidad, combate las infecciones bacterianas y favorece la masa muscular. Estos efectos se deben, en parte, a la transformación en el organismo de la arginina en monóxido de nitrógeno (NO), un gas que desencadena una amplia gama de reacciones fisiológicas. Esto nos conduce directamente a la sexualidad. El NO favorece las erecciones, al relajar las células de los músculos lisos: así, aumenta el flujo sanguíneo hacia las arterias del pene.

En un estudio controlado publicado en 1994,[1] se dio un suplemento de arginina (2,8 g al día durante 2 semanas) a 15 hombres que sufrían impotencia. 6 de los participantes observaron una mejora en sus erecciones mientras ingerían la arginina; los que tomaron un placebo durante dos semanas no experimentaron ningún efecto. La edad media de los 6 participantes que mejoraron era de 37,5 años, en comparación con una edad media de 55,4 años de los participantes que no habían respondido al tratamiento.

Las dosis aconsejadas prescritas por los médicos en circunstancias precisas son de 3 g al día durante 2 a 4 semanas.

---

1. *International Journal of Impotences Research*, 6: 33-35, 1994.

AVENA SATIVA (EXTRACTO DE AVENA)

 Atención: precauciones en su administración.
Consultar la ficha de la página 238.

El extracto de avena aumenta la testosterona libre, una hormona que actúa en el desencadenamiento, la calidad y la duración de las erecciones. Varios estudios, uno de ellos contra placebo, se realizaron en California,[1] para evaluar los efectos del extracto de avena en la sexualidad masculina. En un 50-65 % de los casos, aquellos que la utilizaron notaron un aumento de la frecuencia y de la calidad de las erecciones.

Las dosis aconsejadas prescritas por los médicos en circunstancias precisas son de 300 mg al día, durante 2 a 4 semanas.

BROMOCRIPTINA

 Atención: precauciones en su administración.
Consultar la ficha de la página 242.

La impotencia masculina se debe, en un 10 % de los casos, a un exceso de prolactina, una hormona secretada por el cerebro. La bromocriptina, un medicamento obtenido del cornezuelo, regulariza la secreción de prolactina y mejora la función sexual de los pacientes tratados.[2]

En las personas que sufren impotencia, sin detectarse un desequilibrio hormonal, diversos estudios no encontraron que

1. *Life Extensiom*, 8: 1-7, 1995.
2. *Journal of Endocrinological Investigations*, 1: 47-58, 1978.

la bromocriptina surgiera efecto.[1] Sin embargo, un estudio realizado en diabéticos que no padecían un exceso de prolactina concluyó que la bromocriptina era más eficaz en un 20 % de los casos que un placebo.[2]

Las dosis aconsejadas prescritas por los médicos en circunstancias precisas son de 2,5 a 5 mg al día, durante 2 a 3 semanas.

YOHIMBINA

 Atención: precauciones en su administración.
Consultar la ficha de la página 323.

Los investigadores diferencia dos categorías de impotencia:

— la impotencia psicogenética resultante de problemas psicológicos.

— la impotencia orgánica que puede tener un origen fisiológico

Los tratamientos utilizados para estas dos clases de impotencia son muy diferentes.

La yohimbina, un alcaloide extraído de un árbol africano, la yumbehoa, produce la misma respuesta en ambas categorías. La eficacia del tratamiento a la yohimbina en el caso de impotencia psicogenética es casi idéntico a la de la terapia llevada a cabo por los sexólogos.

La yohimbina actúa bloqueando ciertos receptores de las células nerviosas, lo que aumentaría el flujo sanguíneo hacia el pene, disminuyendo, al mismo tiempo, el estrés.

---

1. *Journal of Psychoactive Drugs,* 14: 5-43, 1982.
2. *Argentina Archives of Endrocrinology,* 6: 347-350, 1981).

En un estudio de doble ciego, contra placebo, se dio este producto (6 mg al día) a un grupo de hombres impotentes; un 62 % padecían impotencia de orden fisiológico y un 46 % estaban afectados por impotencia psicológica; ambos grupos experimentaron una notable mejoría.[1] Según diversos estudios, de un 34 a un 43 % de pacientes respondieron positivamente al tratamiento con yohimbina.[2] Pero una «respuesta positiva» no significa que los problemas de erección hayan desaparecido. Por ejemplo, un estudio mostró unas tasas de respuestas positivas globales del 34 %. Pero el análisis de los resultados demuestra que las erecciones «totales y duraderas» sólo representaban el 14 % de los pacientes tratados. Y en 215 hombres tratados con yohimbina, un 38 % notó mejoría, pero sólo un 5 % se declaró «completamente satisfecho».[3] Esto explica que la yohimbina sea considerada por algunos investigadores como un tratamiento de «escasa eficacia». Pero, a pesar de todo, la Food and Drug Administration de Estados Unidos, considera que debe estar en la «primera línea del tratamiento» en esta clase de problemas.

Entre los consumidores de antidepresivos como el Prozac® es frecuente la aparición de problemas sexuales (pérdida de la libido, impotencia, frigidez). Estos medicamentos aumentan la exposición de ciertas células del cerebro a un neurotransmisor, la serotonina. En un estudio realizado en 160 personas,[4] consumidores habituales de Prozac®, un 34 % tenían problemas en su sexualidad aparecidos a raíz de iniciar el tratamiento. Se dio yohimbina a 9 de estos pacientes: 8 de ellos mejoraron. Un estudio similar realizado en 6 pacientes detec-

1. *Journal of Urology*, 137: 1168-1172, 1987.
2. *Journal of Urology*, 141: 1360-1363, 1989.
3. *Journal of Urology*, 141: 1360-1363, 1989.
4. *Journal of Clinical Psychiatry*, 53: 119-122, 1992.

tó mejoría en 5 de ellos.[1] Pero no se trataba de estudios controlados.

Fuera de una situación patológica, cada vez hay más hombres que utilizan la yohimbina como agente prosexual. Estos hombres, consumidores ocasionales o habituales, presentan una libido estimulada, más sensibilidad a nivel de los órganos genitales, erecciones más prolongadas y firmes, orgasmos más potentes o múltiples y aumento en la cantidad de líquido seminal. Pero son explicaciones anecdóticas. Algunos consumidores (quizás un 20 %) comentan que la yohimbina puede provocar erecciones espontáneas incluso en ausencia de estimulación sexual, entre 20 minutos y una hora después de su ingestión.[2]

Las dosis aconsejadas prescritas por los médicos en circunstancias precisas son de 2 a 3 mg al día (en personas que gozan de buena salud) hasta llegar a 12-18 mg al día en dosis progresivas

3. Sustancias utilizadas para aumentar la duración del acto sexual

COLINA

Atención: precauciones en su administración.
Consultar la ficha de la página 250.

En el inicio del acto sexual está el cerebro. Para los hombres todo empieza cuando el cerebro envía impulsos hasta las

1. *Journal of Clinical Psychiatry*, 53: 207-209, 1992.
2. *Journal of Psychoactive Drugs*, 17: 131-132, 1985.

EDAD E IMPOTENCIA

Porcentaje de hombres sin problemas (SP), mínimamente impotentes (MNI), moderadamente impotentes (MOI), totalmente impotentes (TI), según la edad (en tanto por ciento).

Edad	SP	MNI	MOI	TI
40	61,1	16,5	17,4	4,9
45	55,9	16,8	20,5	6,8
50	51,5	17	23,1	8,4
55	47	17,3	25,8	10
60	42,6	17,5	28,4	11,6
65	37,3	17,8	31,5	13,4
70	32,9	18	34	15

Estudio de 1994 realizado en 1.300 hombres de edades comprendidas entre los 40 y los 70 años, por el Dr. John McKinlay (New England Research Institute, Watertown, Massachusetts, Estados Unidos), publicado por *American Health*, mayo de 1994, p. 10-11.

terminaciones nerviosas del pene. El neurotransmisor que transmite este mensaje se denomina acetilcolina. La acetilcolina está implicada en el orgasmo, en las contracciones vaginales y uretrales que lo favorecen, así como en su intensidad y duración. Un nivel bajo de acetilcolina disminuye la actividad sexual; si aumenta el nivel, la actividad aumenta.[1]

Para aumentar la producción de acetilcolina, se pueden tomar suplementos de colina o de lecitina, así como vitamina B5. La vitamina B5 ayuda a transformar la colina en acetilcolina. La importancia de la colina en la actividad sexual no ha

---

1. *Durk Pearson and Sandy Shaw's Life Extension Newsletter*, n° 2, octubre, 1988.

sido evaluada clínicamente. Los consumidores habituales de colina y de vitamina B5 comentan que esta asociación les proporciona energía para «durar» más tiempo.[1]

Las dosis aconsejadas prescritas por los médicos en circunstancias precisas son de 3.000 mg de colina y 1.000 mg de vitamina B5 al día, un 50 % de 20 a 30 minutos antes del acto sexual. Se aconseja empezar con dosis bajas (por ejemplo, 1 mg de colina y 300 mg de vitamina B5 al día) y aumentar las dosis a lo largo de varios días para evitar los efectos secundarios (tensión muscular, calambres abdominales).

4. Sustancias utilizadas para aumentar la sensación durante el acto sexual

HISTIDINA

Atención: precauciones en su administración.
Consultar la ficha de la página 282.

La vitamina B3 (bajo la forma de ácido nicotínico) provoca un efecto «flash» bien conocido entre los consumidores de suplementos de vitaminas. Diversas cremas utilizadas para aliviar los esguinces y las contracturas musculares contienen vitamina B3. Este efecto está vinculado a la liberación de histamina, una sustancia que provoca la dilatación de los vasos sanguíneos. El acto sexual implica también la liberación de histamina, base del acaloramiento y enrojecimiento del ros-

---

1. Morgenthaler: *Better Sex through Chemistry,* Smart Publications, Petaluma, California, USA, pp. 44-45, 1994.

tro, del cuello, de los hombros, del pecho y de otras regiones del cuerpo y que podría estar vinculada con la intensidad del orgasmo.

De aquí parte la idea, experimentada por numerosos estadounidenses, de aumentar las sensaciones durante el acto sexual ayudando a la liberación de histamina. El protocolo consiste en tomar vitamina B3, pero también el aminoácido L-histidina, que es la materia prima a partir de la cual se sintetiza la histamina. La vitamina B6 participa en la conversión de la histidina en histamina, por lo que muchas veces también se suma al compuesto. La asociación histidina + vitamina B3 se popularizó en las comunidades hippies de California en los años sesneta. Pero yo no conozco ningún estudio clínico al respecto.

Las dosis aconsejadas prescritas por los médicos en circunstancias precisas son de:
— histidina, 500 a 1.000 mg una hora antes de las relaciones
— ácido nicotínico (vitamina B3), 50 a 100 mg, de 15 a 30 minutos antes de la relación.
No se aconseja la asociación de ambas sustancias en aquellas personas que sufren alergias o asma, por la sobrecarga de histamina que implica. Por otra parte, el consumo de ácido nicotínico a dosis altas (más de 50 mg al día) en largos períodos debe contar con control médico, ya que esta vitamina puede provocar problemas de hígado.

5. Sustancias utilizadas para conseguir el orgasmo (mujeres)

HISTIDINA
 Atención: precauciones en su administración.
Consultar la ficha de la página 282.

Algunas mujeres presentan bajos niveles de histidina, la materia prima a partir de la cual se fabrica la histamina. El nutriólogo estadounidense Carl Pfeiffer (Princeton, New Jersey), demostró que estas mujeres tenían más dificultad para conseguir el orgasmo, ya que la histamina es esencial para el placer sexual. Pfeiffer emitió la hipótesis de que estas mujeres podrían beneficiarse de suplementos de histidina. En un estudio,[1] permitió a un grupo de mujeres frígidas recuperar una vida sexual satisfactoria suministrándoles diariamente histidina.

Las dosis aconsejadas prescritas por los médicos en circunstancias precisas son de 1.500 mg al día en tres tomas, durante 2 a 4 semanas.

---

1. Pfeiffer: *Mental and Elemental Nutrients,* Keats Publishing, New Canaan, Connecticut, USA, 1975.

LOS ENEMIGOS DE LA SEXUALIDAD

— Depresión, estrés, ansiedad son perturbaciones psicológicas que dificultan la libido. La solución pasa por las técnicas de relajación, incluso por un tratamiento antidepresivo.

— Colesterol alto, hipertensión, diabetes provocan anomalías en los vasos sanguíneos que irrigan el pene. Es importante modificar el estilo de vida y los hábitos alimentarios y tomar regularmente vitaminas, minerales o ácidos grasos.

— Fumar aumenta el riesgo de impotencia, ya que el tabaco perjudica a los vasos sanguíneos implicados en el proceso de la erección. Según el doctor Max Rosen (Boston University School of Medicine) el riesgo aumenta un 15 % si se fuma desde hace cinco años; un 31 % si se fuma desde hace diez años y un 60 % si se fuma desde hace veinte años.

Un estudioestadounidense,[1] ha demostrado que un 56 % de los fumadores tratados por enfermedades cardiovasculares eran totalmente impotentes frente a un 21 % de los no fumadores.

— El alcohol reduce la capacidad de contracción muscular y hace caer la tasa de testosterona, uno de los motores de la libido.

— Algunos medicamentos disminuyen la libido y la erección, en particular: antihipertensores, diuréticos, antiarrítmicos, antidepresivos, antihistamínicos, antituberculosos, antiespasmódicos, ansiolíticos, hipocolesterolemiantes y neuroepilépticos.

— Por la noche, aquellos que deseen estar «sexualmente activos» deben evitar las comidas demasiado ricas en glúcidos. Los glúcidos (pastas, arroz, pan, legumbres) provocan la secreción de serotonina, un neurotransmisor del cerebro que provoca somnolencia y letargo. Al contrario, las proteínas (huevos, carne, embutidos) mejoran la secreción de dopamina, que favorece la vigilancia, el despertar, el deseo.

1. Souccar: *La revolución de las vitaminas*, Ed. Paidotribo, 1997.

Los vigorizantes

En una sociedad que celebra el culto del físico y de la vitalidad, aquellos que carecen de energía no tienen suerte. No sólo se ven expuestos al insoportable y cruel espectáculo de las criaturas de la publicidad brillantes y hermosas, sino que el cuerpo médico no se toma en serio sus quejas. El profesor Jean-Louis San Marco que dirige en Marsella un hospital especializado, me decía hace poco que la verdadera fatiga una enfermedad por exclusión: «Primero, la sociedad lanza sobre el enfermo —el holgazán— una mirada peyorativa. Segundo, éste no tiene ninguna explicación. Tercero, el médico al ver a su paciente observa que no tiene nada.»

La mitad de las consultas médicas están motivadas por un estado de apatía o fatiga. La mayoría de las veces, éstas no tienen explicación: los exámenes tradicionales que intentan detectar las señales de una enfermedad (problemas cardiovasculares, hipertensión, infección, alergias, diabetes, cáncer, hipotiroidismo) son normales y el paciente deja la consulta médica con su fatiga bajo el brazo. Yo mismo me encontré en este caso: hace ya varios años sufría un inexplicable cansancio; me confié a una decena de especialistas, entre ellos un psiquiatra, un neurólogo del Hôtel-Dieu, un interno de Boucicaut, un neumólogo de La Pitié, que me envió de nuevo al psiquiatra. Incluso acudí —bajo la presión de mi esposa— a la consulta de un mago, junto a la plaza Daumesnil, que saltaba a mi alrededor agitando un gran péndulo.

Sin embargo, como dice el doctor David Gardner, que dirige un centro especializado en California, «la fatiga prolongada pocas veces va unida a una enfermedad, a un estado depresivo o a una falta de sueño. Normalmente es el resultado de problemas bioquímicos y de estrés fisiológico repetido». Al final de un experimento de varios años, el doctor Gardner identificó lo que consideraba las tres causas principales de la falta de energía y que pocas veces son investigadas por los médicos. Analícelas antes de recurrir a los vigorizantes.

1.ª CAUSA: LAS INTOLERANCIAS ALIMENTARIAS

Seguro que jamás lo había pensado, sin embargo... la razón de su letargo se esconde un poco en el bol de leche diario o en los dulces del postre... Las intolerancias alimenticias no son alergias, pero se manifiestan como ellas provocando una hiperreactividad a ciertos alimentos: leche de vaca, trigo, gluten, maíz (que se encuentra en forma de jarabes, zumos de frutas, sodas, cervezas, goma de mascar, pasteles, dulces, helados, etc.), pero también: chocolate, huevos, levaduras, pescados, moluscos, ciertos aditivos. «Estas intolerancias son difíciles de diagnosticar —observa David Gardner—, ya que la respuesta a una sustancia indeseable puede acompañarse, en un principio, de sensación de energía. Los síntomas negativos aparecen unos 3 días después».

Solución
Si usted sufre una fatiga crónica que no desaparece después de una noche de sueño, de dolor de cabeza, de goteo nasal, de

garganta enrojecida, flatulencias, hinchazón, diarrea, erupciones cutáneas, eczema, si su piel está pálida y sus ojos semicerrados, busque el o los culpables en su comida. Para identificarlos, limite la ingesta alimenticia durante 2 o 3 días (beba mucha agua).

Veamos algunos menús tipo que puede consumir en este período:

— desayuno: manzanas;
— comida: pollo, arroz completo o patatas;
— cena: lechuga o zanahorias, jamón.

Pasados tres días, reintroduzca progresivamente los alimentos del régimen inicial y anote la reacción de su organismo. Si la alergia reaparece, le será fácil aislar al culpable.

2.ª CAUSA: LOS AZÚCARES RÁPIDOS

Barras chocolateadas, pasteles, sodas, comida rápida: el azúcar está en todas partes. Los azúcares rápidos pueden aumentar temporalmente el nivel de energía, pero su consumo crónico es el origen de verdaderos casos de fatiga, incluso de problemas más serios. El doctor Derrick Lonsdale, un pediatra de Westlake (Ohio), fue uno de los primeros en dar la voz de alarma, después de observar un aumento de los problemas de comportamiento entre los pacientes que cuidaba. «Tienen un comportamiento que tendemos a considerar como normal. Se quejan de fatiga, dolor de cabeza, dolores. abdominales e insomnio. Están irritados y algunos son agresivos.» Al preguntarles por sus hábitos alimentarios, Derrick Lonsdale acabó por hallar al culpable: el azúcar. La confirmación llegó del espectacular restablecimiento que el doctor Lonsdale constató después de eliminar los azúcares rápidos de la alimentación de sus pacientes.

Los efectos negativos del azúcar tienen una fácil explicación:

— Después de la ingestión de azúcar, la tasa de glucosa se eleva en la sangre antes de caer brutalmente, lo que puede favorecer la hipoglicemia. Diversos tests han demostrado que las personas cuya tasa de azúcar es característica de la hipoglicemia corren un riesgo cuatro veces más elevado de padecer fatiga crónica y confusión mental. Entre las otras manifestaciones de la hipoglicemia cabe citar problemas de memoria y de concentración, irritabilidad, impaciencia y nerviosismo.

— El consumo excesivo de azúcar agota rápidamente las reservas de vitamina B1, que el organismo necesita para transformar este carburante en energía. Sin embargo, más del 50 % de los españoles tienen un consumo de vitamina B1 inferior a los aportes aconsejados. Un déficit en esta vitamina se traduce en desórdenes neuropsicológicos.

— Por último, los alimentos azucarados favorecen la secreción de serotonina, una sustancia cerebral que provoca fatiga y letargo. (Más adelante encontrará amplia información sobre la serotonina.)

Solución

La solución consiste en limitar los azúcares rápidos y reemplazarlos por azúcares lentos (pasta, arroz, pan completo), que se consumirán sobre todo en la cena. Por la mañana y al mediodía es preferible consumir proteínas que favorecen la dopamina, el neurotransmisor de la vigilia (ver el siguiente cuadro).

PROTEÍNAS PARA EL SÁBADO POR LA NOCHE

Para el doctor Jean-Paul Curtay (París), médico nutriterapeuta, coautor de *Nouveau guide des vitamines*, el desayuno glucídico se debe revisar. Los profesores conocen bien el problema: al final de la mañana a una buena parte de la clase le pica la nariz. Un experimento demostró que los alumnos acusaban un descenso de los resultados intelectuales de 30 minutos a 4 horas después de haber ingerido un desayuno rico en azúcares (pan, croissant, mermelada, miel). Fuera los glúcidos, paso a las proteínas, que bloquean el triptófano y aumentan el nivel de dopamina. «La dopamina estimula el estado de alerta, la iniciativa», indica el doctor Robert Nataf, médico y bioquímico, especialista en neurotransmisores. Éste me confiaba hace poco que el entrenador de un conocido club de fútbol de la región francesa del Midi, le preguntó cómo, mediante la nutrición, podía volver a sus jugadores «más decididos los días de partido». Los alimentos siguientes pueden ser una comida para un jugador: alga espirulina, soja (harina o leche), carnes blancas, leche descremada en polvo, queso, yogur desnatado, pescado, crustáceos, carnes rojas, menudillos, charcutería, huevos.

3.ª CAUSA: EL CAFÉ

El café presenta inconvenientes idénticos al azúcar. Puede aliviar rápidamente la sensación de fatiga, pero a dosis altas agrava los síntomas. Los grandes consumidores de café (más de 5 tazas al día) son tres veces más vulnerables a la fatiga que los consumidores moderados (2 tazas).

Solución

Según el doctor Judith Wurtman, del Massachusetts Institute of Technology (Cambridge), una o dos tazas de café por la mañana seguidas de una taza entre las 15.30 y las 16.30

actúan positivamente sobre el nivel de energía y los resultados intelectuales. Por encima de estas dosis, pueden aparecer consecuencias nefastas. Para reducir el consumo de café, alternarlo con el de té.

4.ª CAUSA: LA CONTAMINACIÓN

Se acusa a la contaminación de favorecer la aparición de enfermedades respiratorias, incluso de aumentar la mortalidad, pero lo que es seguro es que provoca del 15 al 20 % de los casos de fatiga prolongada. Existen contaminantes familiares, los alérgenos (polen, polvo, pelos de animales) o contaminantes del aire (monóxido de carbono, óxido de azufre, óxido de nitrógeno, humo de los cigarrillos, ozono, formaldehídos).

Aunque no ha sido demasiado estudiado, las cremas para el sol, los barnices, los papeles pintados, las pinturas, las colas de las moquetas, las moquetas mismas difunden partículas agresivas (aldehídos, formol). Este fenómeno es evidente sobre todo en habitaciones nuevas: no se relacionan las fatigas de brusca aparición y los arreglos en una estancia de la casa.

Otros culpables: la manipulación de los productos de conservación, los ambientadores, el percoloretileno utilizado en las limpiezas en seco. En los despachos, los disolventes y el ozono emitido por las fotocopiadoras también influyen en esta contaminación crónica. La cocción agresiva de los alimentos también aporta compuestos tóxicos (trozos quemados).

Todos estos contaminantes aumentan el nivel de los radicales libres en el cuerpo, lo que provoca un agotamiento de los nutrientes esenciales (vitaminas antioxidantes), una pérdida de la energía disponible y un envejecimiento prematuro.

Solución

Para protegerse, evitar el tabaco, incluyendo el pasivo, decantarse por la cocina no agresiva (vapor, baño María), no consumir las partes quemadas de los alimentos (carne, pan, pasteles). Al mismo tiempo, reforzar las defensas antioxidantes del organismo consumiendo más frutas y legumbres frescas (crudas si es posible) y tomar de vez en cuando suplementos de:

— vitamina C y E,
— carotenoides,
— magnesio, selenio, zinc,
— glutación o cisteína.

5.ª CAUSA: LA FALTA DE LUZ

La vida es inseparable de los ritmos y de los ciclos. El ritmo circadiano (de 24 horas) es el que probablemente más influye en nuestro bienestar. «La temperatura del cuerpo, la presión arterial, las secreciones hormonales se ven afectados por el ciclo diario. El nivel de energía sube y cae durante la rotación de la Tierra», destaca el doctor David Gardner (San Diego, California). Un biorritmo alterado es la fatiga a la luz. Y, a veces, peor. En efecto, la luz juega un importante papel en el mecanismo de regulación. Algunos son muy sensibles a ella, provocándoles depresiones y serias fatigas en otoño y en invierno, mientras que su nivel de energía alcanza su punto máximo en primavera y verano.

La acción de la luz se explica por la influencia que ejerce en la secreción de melatonina, la hormona producida por la epífisis: esta sustancia se libera en la oscuridad, mientras que su nivel cae con la luz.

Al llegar el invierno, se crea un desfase entre el ritmo social (trabajo/reposo) y el ritmo biológico interno. El alba aparece más tarde, la tasa de melatonina permanece elevada cuando debería decrecer, lo que el cuerpo traduce como una prolongación del estado letárgico, incluso cuando debería entrar en acción.

Solución

Se obtienen excelentes resultados iluminando las zonas donde se suele hacer la vida diaria, desde que llega el otoño, y tomando un poco de melatonina.

6.ª CAUSA: EL ESTRÉS

No hay ninguna duda de que el estrés es el centro de numerosos estados de fatiga. El estrés provoca una afluencia de hormonas que regulan numerosos sistemas fisiológicos. Bruscas fluctuaciones del ritmo cardíaco y respiratorio, problemas de sueño, pérdida de la libido, tensiones musculares, dificultades de concentración y calambres de origen digestivo son señales de estrés excesivo que influyen en el nivel global de energía.

Solución

Se aconseja el aprendizaje y la práctica regular de técnicas antiestrés.

Pero si el estrés es el origen de la fatiga, la falta de estrés tiene las mismas consecuencias. La falta de retos, de perspectivas, de interés en las actividades precede normalmente a la instalación de una fatiga crónica. «Al reequilibrar los centros de interés, dedicando más tiempo a las actividades no profesionales, se enriquece la vida afectiva y se restaura, normalmente, el nivel de energía», afirma el doctor David Gardner. Algunas moléculas ejercen un efecto vigorizante. Conozcámoslas.

EL SÍNDROME DE FATIGA CRÓNICA

En el mes de septiembre de 1984, varios habitantes de Incline Village —una pequeña ciudad de Nevada— se quejaban a los dos médicos de la ciudad de una sensación de fatiga extrema que les hacía insuperables las actividades diarias. En el espacio de 6 meses, 130 personas —todas residentes en una comuna— habían consultado con su médico por el mismo problema. Aquí empezaron las primeras observaciones de un síndrome que actualmente afecta a la mayoría de países occidentales y que los medios de comunicación han bautizado como «enfermedad de los yuppies», en referencia al grupo socioprofesional más afectado (la edad media de los enfermos es de 37 años). Los médicos conocen esta enfermedad bajo el nombre de «síndrome de fatiga crónica» (CFS). El CFS es una larga enfermedad —de 4 a 6 años como media—, de la que se ignora la causa real. Limita toda actividad física o intelectual, de modo que los afectados deben renunciar a su vida profesional. Entre los afectados hay nombres tan conocidos como Randy Newman que, incapaz de componer y de actuar, tuvo que interrumpir su carrera artística durante 5 años.

AMINOÁCIDOS RAMIFICADOS (AAR)

 Atención: precauciones en su administración.
Consultar la ficha de la página 234.

Desde hace pocos años, se dibuja una pista realmente excitante para comprender la fatiga y prevenirla.

El concepto de fatiga está unido al de capacidad física, pero globalmente la fatiga puede definirse como la dificultad para llevar a cabo una tarea.

En 1987, diversos investigadores avanzaron la idea de que la fatiga psíquica y la fatiga física revelan el mismo fenómeno: un exceso del neurotransmisor serotonina en el cerebro. La serotonina es el mensajero químico que predispone al sueño y al amodorramiento. Varias observaciones apoyan esta hipótesis:

— el ejercicio físico va unido a un aumento de la serotonina en el cerebro; este aumento se acompaña de fatiga física;

— entre los enfermos que sufren síndrome de fatiga crónica y otras formas de fatiga mental se encuentran elevadas tasas de serotonina.

Desde hace varios años, una serie de estudios sugieren que es posible dinamizar el organismo, o bien limitando la subida de serotonina, o bien favoreciendo otro neurotransmisor, la dopamina. Uno de los medios para conseguirlo para por los aminoácidos ramificados (leucina, isoleucina, valina).

El cerebro está aislado del resto del cuerpo por una cubierta, la barrera hemomeníngea, que deja pasar un pequeño número de sustancias. Entre estas sustancias figuran los aminoácidos, que son utilizados directamente por el cerebro como neurotransmisores o para fabricar otros neurotransmisores.

Para llegar al cerebro, existe un sistema de transporte a partir de los aminoácidos ramificados, pero también por otro aminoácido, el triptófano, precursor de la serotonina. Cuando se produce una «rivalidad» entre estas sustancias para acceder al cerebro, la ventaja está siempre de parte de los aminoácidos ramificados. Así, la ingestión de esta clase de aminoácidos disminuye la disponibilidad de triptófano, y, por lo tanto, la fabricación de serotonina.

Ahora bien, un elevado número de investigadores estima que fatiga psíquica y física proceden de un mecanismo central: la afluencia de triptófano y, por lo tanto, el aumento de serotonina en el cerebro. La serotonina es un neurotransmisor asociado a la somnolencia.

Diversos estudios demuestran esta hipótesis. Cuando se bloquea el acceso del triptófano con aminoácidos ramificados, se produce una disminución de la fatiga y un aumento de la resistencia. Al. mismo tiempo, las facultades mentales, que después de una prueba generalmente disminuyen, se preservan.

Las dosis aconsejadas prescritas por los médicos en circunstancias precisas son de 800 a 1.000 mg al día, en una composición de un 45 % de valina, un 33 % de leucina, un 22 % de isoleucina, durante 2 a 3 semanas.

MAGNESIO

Atención: precauciones en su administración.
Consultar la ficha de la página 288.

El magnesio es un mineral absolutamente indispensable para las células para obtener energía. Un estudio realizado en Gran Bretaña demostró que los glóbulos rojos de 20 personas que sufrían síndrome de fatiga crónica presentaban una tasa de magnesio más baja que los de otras 20 personas que gozaban de buena salud. Los 20 enfermos recibieron durante seis semanas inyecciones de magnesio. Cuando finalizó el experimento, la mayoría de ellos declararon que su energía y su

---

1. *Nutrition*, 10: 406, 1994.

ánimo había mejorado sensiblemente. Se trataba de un estudio doble ciego contra placebo.[1]

Comentando estos resultados en una revista médica, el doctor Dowson, uno de los protagonistas de este estudio, declaró, al hablar de la fatiga crónica: «Es una enfermedad discapacitante que afecta a los jóvenes y arruina su existencia; y los tratamientos ortodoxos no tienen nada que proponerles. Como el tratamiento (por sulfato de magnesio) no tiene efectos secundarios y la enfermedad discapacitante y la respuesta (al tratamiento) es tan rápida yo no dudaría en aplicarlo aunque antes no comprobara el nivel de magnesio. Creemos que el tratamiento es eficaz en un 80 % de los individuos.»

Gran parte de la población de los países occidentales no recibe suficiente magnesio, teniendo en cuanta que el estrés y la contaminación aumentan la necesidad de magnesio.

Las dosis aconsejadas prescritas por los médicos en circunstancias precisas son de 100 a 300 mg al día (magnesio elemento) durante 3 a 6 semanas.

VITAMINA B12

 Atención: precauciones en su administración.
Consultar la ficha de la página 318.

Cuando estamos cansados, la mayoría de nosotros acudimos a la vitamina C. La vitamina C aporta una clara mejora cuando existe un déficit o en caso de enfermedad infecciosa o estrés. En otras situaciones, no surge efecto. Esto no sucede con una vitamina poco conocida, la B12.

---

1. *The Lancet*, 337, 757-760, 1991.

Los suplementos de vitaminas b12 se utilizan para tratar la fatiga crónica desde los años sesenta. Pero fue en 1973 cuando se publicó un revelador estudio.[1] El estudio afectaba a 28 personas que se quejaban de fatiga, y en las que no se había detectado ninguna causa física. Se formaron dos grupos. Durante 2 semanas, un grupo recibió un placebo en inyecciones, el segundo grupo recibió vitamina B12. Seguidamente, pasadas dos semanas, el grupo que había tomado el placebo recibió vitamina B12, mientras que el otro grupo pasó a tomar el placebo. Cuando acabó el experimento, el grupo que primero había recibido el placebo notó una clara mejoría en el transcurso del segundo período, cuando habían sido inyectados con vitamina B12. Por contra, el otro grupo no notó una diferencia significativa entre ambos períodos. Los resultados de este estudio sugieren que la vitamina B12 puede mejorar los estados de fatiga y que actúa de forma prolongada, lo que explica que las personas que habían recibido primero la vitamina B12 continuaran notando sus efecto cuando les fue dado el placebo.

Pero veamos lo más sorprendente: antes de la experiencia, ninguno de los pacientes carecía de vitamina B12.

Las dosis aconsejadas prescritas por los médicos en circunstancias precisas son de 500 a 2.000 mg al día, durante 2 a 4 semanas.

---

1. *British Journal of Nutrition*, 30: 227-283, 1973.

DEANOL

 Atención: precauciones en su administración.
Consultar la ficha de la página 255.

Los primeros estudios sobre el deanol fueron realizado por el doctor Carl Pfeiffer, uno de los pioneros de la nutriterapia en Estados Unidos. Dosis diarias de 10 a 20 mg disminuían la fatiga.

Pero el deanol dio también buenos resultados en el tratamiento de la fatiga crónica. En un estudio realizado en un centenar de pacientes que sufrían astenia y depresión ligera a moderada,[1] el tratamiento permitió mejorar la energía física y la motivación. La mayoría de las personas tratadas pudieron interrumpir espontáneamente su medicación habitual. Otro estudio,[2] realizado esta vez en personas con buena salud, llegó a la conclusión de que el deanol aporta energía física y aumenta la vitalidad.

Las dosis aconsejadas prescritas por los médicos en circunstancias precisas son de 250 a 500 mg al día, durante 3 a 8 semanas.

PRENENOLONA

 Atención: precauciones en su administración.
Consultar la ficha de la página 304.

La prenenolona es una hormona. Sus efectos sobre la fatiga no se han evaluado clínicamente de forma rigurosa, pero sí se han realizado diversas observaciones. La prenenolona es rece-

---

1. *Current Therapeutic Research*, 16: 1238-1242, 1974.
2. *Clinical Pharmacology and Therapeutics*, 1, 303-310, 1960.

tada por médicos como el doctor Julian Whitaker (New Port Beach, California) en los casos de fatiga vinculada al estrés, como sucede en los pilotos de avión.

Las dosis aconsejadas prescritas por los médicos en circunstancias precisas son de 50 mg al día, durante 2 a 4 semanas.

FENOZOLONA

 Atención: precauciones en su administración.
Consultar la ficha de la página 266.

La fenozolona es de la familia de las anfetaminas. Estimula la liberación de dopamina y de noradrenalina, que son los neurotransmisores de la atención. En los animales, la fenolozona aumenta la actividad motriz y la resistencia a la fatiga. Está indicada en el tratamiento de ciertas fatigas físicas o psíquicas.

También se utiliza para reducir la sensación de fatiga, en particular en algunos deportes (automovilismo), ciertas disciplinas artísticas (giras artísticas) y en estudiantes preparando exámenes. Debe tomarse en cortos períodos de tiempo (2 a 3 semanas como máximo) por sus posibles efectos secundarios (ansiedad) y riesgo de dependencia. Presenta numerosas contraindicaciones.

Las dosis aconsejadas prescritas por los médicos en circunstancias precisas son de 20 a 30 mg al día en 2 tomas matinales, en curas discontinuas de 3 semanas como máximo.

Los euforizantes

En Francia, al igual que en muchos otros países industrializados, un 40 % de la población sufre o ha sufrido algún tipo de depresión nerviosa o estado depresivo. Cada vez hay más deprimidos, verdaderos o falsos, aumentando de modo alarmante el consumo de medicamentos. Así, un medicamento como el Prozac® es consumido por dos millones de franceses. Si la depresión es una enfermedad que necesita tratamiento, no debe confundirse con el estrés o el nerviosismo vinculado a un estilo de vida más exigente. Para apreciar mejor la diferencia, los psiquiatras han preparado unos tests (ver el siguiente cuadro).

Los pensamientos negativos (tedio, soledad, inquietud) son frecuentes, pero no revelan sistemáticamente una patología. Según un estudio estadounidense de 1991, publicado por el National Center for Health Statistics, un 23 % de las mujeres y un 20 % de los hombres se habían visto afectados por estos sentimientos en las dos semanas precedentes a la encuesta. El mismo estudio revela que estos sentimiento están asociados a un creciente consumo de alcohol y tabaco en los hombres.

Varias moléculas han sido plebiscitadas por sus consumidores por poseer un efecto euforizante y ser menos peligrosas que el alcohol y el tabaco. Sus propiedades interesan a muchas personas con buena salud que quieren olvidar las pequeñas incertidumbres de la vida diaria.

¿SUFRE DEPRESIÓN?

Empiece por responder sí o no a las dos siguientes preguntas:

1 Durante el mes pasado, ¿se ha sentido «por los suelos» cada día durante dos semanas o más?
2. Durante el mes pasado, ¿ha perdido el interés o el gusto por las cosas que habitualmente eran de su agrado?

Si ha respondido no a ambas preguntas no hace falta seguir. Si ha respondido sí a una de las dos preguntas, continúe con el test.

3. ¿Ha variado su apetito de forma considerable? ¿Ha ganado o perdido peso (+ o – 5 kg) sin proponérselo?
4. ¿Ha tenido problemas de sueño?
5. ¿Se ha sentido agitado, impaciente, casi todos los días hasta el punto de necesitar moverse y levantarse?
6. ¿Se ha sentido fatigado, sin energía, casi cada día?
7. ¿Se ha sentido débil, culpable?
8. ¿Ha tenido problemas para concentrarse o para reflexionar?
9. ¿Ha pensado que sería mejor estar muerto o hacerse daño?

Si ha respondido sí a, al menos, tres de las preguntas, debe consultar con un médico.

Este cuestionario es un test de ayuda para realizar un diagnóstico precoz de depresión utilizado por ciertos psiquiatras

1. Sustancias utilizadas para mejorar el humor

VITAMINAS

 Atención: precauciones en su administración.
Consultar la ficha de la página 318.

El doctor David Benton (University College, Swansea, Gran Bretaña) estudió las vitaminas durante mucho tiempo para llegar a la conclusión de que su aporte en la alimentación es insuficiente y que juegan un importante papel en el equilibrio de las funciones mentales, hasta el punto que un déficit marginal puede, a largo plazo, provocar graves problemas de salud. David Benton ya había demostrado[1] que un suplemento de vitaminas podía mejorar en el CI en algunos niños.

En un nuevo estudio publicado en 1995,[2] el doctor Benton suministró diariamente durante un año un suplemento de multivitaminas a unos sesenta jóvenes, mientras que a otro grupo les suministraba un placebo. Al finalizar el experimento, las mujeres del grupo suplementado sentían que su ánimo había mejorado. Los hombres también notaron una mejoría pero no tan acusada. Este estudió demostró claramente que los suplementos de vitaminas mejoran el ánimo, sobre todo en las mujeres.

1. *Personality and Individual Differences,* 12: 1151-1158, 1991.
2. *Neuropsychobiology,* 32: 98-105, 1995.

Dosis utilizadas en el estudio (dosis inferiores probablemente producirían los mismos resultados):

Vitamina A: 3334 UI

Vitamina B1. 14 mg

Vitamina B2: 16 mg

Vitamina B3: 180 mg

Vitamina B6: 22 mg

Vitamina B8: 2 mg

Vitamina C: 600 mg

Vitamina E: 100 UI

MELATONINA

 Atención: precauciones en su administración.

Consultar la ficha de la página 292.

La melatonina es considerada por aquellos que la toman regularmente como un «elevador del ánimo» (*mood lifter*). Actualmente, la melatonina es ingerida por muchas mujeres como contraceptivo. Los primeros resultados proporcionan una mejora del estado psicológico entre los participantes que tomaba melatonina. Algunos incluso llegaron a experimentar una ligera euforia.[1]

Por otra parte, varios trabajos han demostrado que algunas formas de depresión se acompañan de tasas anormalmente bajas de melatonina.[2] Pero no se ha evaluado de forma rigurosa el efecto de la melatonina en el ánimo.

Las dosis aconsejadas prescritas por los médicos en circunstancias precisas son de 0,5 a 6 mg al día.

---

1. Reiter: *Melatonin Bantam,* Nueva York, Nueva York, USA, p. 132. 1995.
2. *Acta Psychiatrica Scandinavica,* 71: 319-330, 1985.

DHEA

Atención: precauciones en su administración.

Consultar la ficha de la página 258.

Varios estudios, uno de ellos realizado en la Universidad de San Francisco, encontraron un efecto antidepresivo en la DHEA (30 a 90 mg al día durante 2 semanas) en pacientes entre cincuenta y uno y setenta y dos años. Otro estudio de la Universidad de California (La Jolla, San Diego) realizado por el equipo del profesor Samuel Ten, uno de los pioneros de la DHEA, demostró que la toma de DHEA (50 mg) durante seis meses en voluntarios entre cuarenta y setenta años se tradujo en un aumento del bienestar psicológico y fisiológico. Esta mejora fue de un 67 % en los hombres y de un 84 % de las mujeres.

Las dosis aconsejadas prescritas por los médicos en circunstancias precisas son de 45 a 75 mg al día, durante varias semanas incluso meses.

2. Sustancias utilizadas para luchar contra la depresión

VITAMINA B3 (NICOTINAMIDA)

Atención: precauciones en su administración.

Consultar la ficha de la página 318.

El triptófano es uno de los mejores euforizantes naturales, ya que aumenta la producción de serotonina en el cerebro. La serotonina tiene como efecto mejorar el ánimo. Por desgracia, la venta de triptófano actualmente está prohibida en la mayoría de países.

A pesar de todo, es posible que el organismo aumente la utilización de triptófano. La demostración viene de la mano del doctor Martin Jensen, un psiquiatra de Mission Viejo (California): «El triptófano sirve para fabricar la serotonina, pero un poco de triptófano se transforma en vitamina B3. Tomando suplementos de vitamina B3, se ahorra en esta vía de transformación y se dirige lo esencial del triptófano hacia el cerebro.»

Las dosis aconsejadas prescritas por los médicos en circunstancias precisas son de 500 a 1.000 mg por la noche, durante 2 a 3 semanas.

CORAZONCILLO

 Atención: precauciones en su administración.
Consultar la ficha de la página 253.

Los extractos de esta planta mejoran el ánimo, siguiendo un mecanismo que nos es desconocido. En el terreno clínico, la eficacia del corazoncillo sobre la depresión ha sido evaluada a partir de 23 estudios realizados desde 1983. Globalmente, el corazoncillo se ha presentado como claramente superior a los placebos y tan eficaz como los medicamentos estándar como la amitriptilina (Tryptizol®) o la imipramina (Trofanil®).[1]

---

1. *British Medical Journal*, 313: 253-258, 1996.

Las dosis aconsejadas prescritas por los médicos en circunstancias precisas son de 300 a 1.000 mg al día (extracto dosificado de 0,4 a 2,7 mg de hipericina) durante 3 a 6 semanas.

FOSFATIDILSERINA

 Atención: precauciones en su administración.
Consultar la ficha de la página 268.

La fosfatidilserina es una sustancia natural que puede mejorar el ánimo. En un estudio controlado,[1] se suministró esta sustancia durante 30 días a razón de 300 mg al día a un grupo de mujeres mayores aquejadas de episodios de depresión. Según los tests efectuados al acabar el estudio, la fosfatidilserina mejoró el ánimo y la memoria de las participantes.

En otro estudio,[2] varios investigadores dieron 400 mg de fosfatidilserina a personas mayores de un asilo. La fosfatidilserina mejoró el ánimo y la memoria de los participantes y sus efectos siguieron manifestándose tiempo después de dejar el tratamiento.

Las dosis aconsejadas prescritas por los médicos en circunstancias precisas son de 200 a 400 mg al día en dos tomas, durante 2 a 4 semanas.

---

1. *Acta Psychiatrica Scadinavica*, 81: 265-270, 1990.
2. *Clinical Trials Journal*, 27: 230-240, 1990.

ACETIL-L-CARNITINA (ALC)

 Atención: precauciones en su administración.
Consultar la ficha de la página 225.

Este aminoácido ha demostrado su eficacia en los experimentos en animales, para favorecer la liberación de dopamina en las regiones del cerebro relacionadas con la atención y la exploración.

En un estudio de 1989,[1] la ALC fue probada a razón de 1 g al día durante 40 días en un grupo de pacientes que sufrían desarreglos en sus resultados cognitivos, unidos a un comportamiento depresivo. La ALC permitió restaurar el ánimo del grupo tratado en relación al grupo que recibía un placebo. Se ha de observar que los dos grupos habían recibido en paralelo durante los 20 primeros días del experimento un medicamento antidepresivo.

Las dosis aconsejadas prescritas por los médicos en circunstancias precisas son de 500 a 1.500 mg al día, durante 2 a 6 semanas.

NADH

 Atención: precauciones en su administración.
Consultar la ficha de la página 295.

La NADH es una sustancia natural que ha demostrado su eficacia para superar la fatiga, en particular cuando se asocia a un estado depresivo. La NADH parece ser capaz también de mejorar el ánimo. Según un estudio, el consumo de NADH permitió el retroceso de los síntomas vinculados a la depresión

1. *New Trends in Clinical Neuropharmacology,* 3: 225-230, 1989.

entre un grupo de pacientes afectados de Parkinson. La NADH no ha sido probada en personas que gozan de buena salud, pero algunos médicos estadounidenses, como el doctor Arnold Fox, director del Beverly Hills AntiAging Center, la han probado en algunos pacientes para mejorar su estado de ánimo.[1]

Las dosis aconsejadas prescritas por los médicos en circunstancias precisas son de 5 a 10 mg al día durante 2 a 4 semanas.

5-HTP

 Atención: precauciones en su administración.
Consultar la ficha de la página 248.

La serotonina, uno de los más importantes neurotransmisores del cerebro, juega un destacado papel en el ánimo y en el comportamiento. Así, numerosas depresiones, pero también estados de nerviosismo, agresividad, dependencia (tabaco, alcohol, drogas) están vinculados a bajas tasas de serotonina.

Los medicamentos antidepresivos tipo Prozac® actúan sobre los síntomas de la depresión aumentando la acción de la serotonina una vez ésta ha sido liberada por las neuronas.

Al contrario, los expertos en nutrición buscan dar al cerebro los medios para fabricar más serotonina, aportándole las sustancias naturales que la producen.

La serotonina, sobre la que actúa el Prozac®, es fabricada de modo natural por el organismo a partir de uno de los 20 constituyentes de base de las proteínas de la alimentación (carnes, pescado). Esta materia prima contenida en las proteí-

---

1. *Life Extension,* 2 (11): 36, 1996.

nas se denomina triptófano; pero éste se encuentra en poca cantidad en los alimentos. Las personas que se alimentan mal, los que consumen poca carne o pescado tienen un aporte muy limitado de triptófano. Son más vulnerables a las pequeñas depresiones. Ahora bien, estas depresiones repercuten en la ingesta alimenticia: el encerrarse en sí mismo provoca que se coma mal lo que sí puede desencadenar una depresión real. Hasta 1990 se podía acceder libremente a la compra de triptófano. Pero a partir de esta fecha se prohibió su venta, lo que priva a muchísimas personas de una alternativa natural a los antidepresivos.

Sin embargo, en el cerebro, el triptófano se transforma en 5-HTP (5-hidroxi-triptófano) antes de convertirse en serotonina. Así, el 5-HTP es el precursor directo del neurotransmisor serotonina. Al contrario de lo que ocurre con el triptófano, éste se puede comprar sin problema en muchos países (en algunos países es un medicamento que no se considera un psicoestimulante, sino para síndromes de anoxia cerebral).

Pero como el 5-HTP es el precursor inmediato de la serotonina, se han estudiado sus efectos sobre el ánimo. En un estudio realizado en 36 pacientes depresivos, 28 de ellos mejoraron considerablemente.[1] El 5-HTP también ha sido comparado con los medicamentos antidepresivos estándar, demostrando su eficacia, con menos efectos secundarios.[2, 3] Un reciente estudio realizado por el doctor Pöldinger (Universidad Psiquiátrica de Bâle, Suiza) comparó el 5-HTP y la fluvoxamina, un medicamento antidepresivo que actúa sobre la serotonina del cerebro. 69 personas recibieron 100 mg de

---

1. *Revue de Médecine,* 13: 519-524, 1977.
2. *Psychopharmacology,* 38: 267-269, 1974.
3. *Journal of Clinical Pharmacology Research,* 3: 239-250, 1983.

5-HTP 3 veces al día o 150 mg de fluvoxamina. Pasadas 4 semanas, 15 de los 36 pacientes que habían recibido el medicamento, comprobaron que mejoraba su situación al menos en un 50 %. Cuando se conocieron los resultados definitivos, pasadas 6 semanas del estudio, los investigadores constaron que el porcentaje de mejoras había sido superior en el grupo tratado con 5-HTP. El número de fracasos era más importante en el grupo fluvoxamina (17 % contra un 6 %). El 5-HTP era mejor tolerado que la fluvoxamina.

Aunque el 5-HTP parece ser que trata los estados depresivos, Pöldinger estima que, en realidad, actúa sobre un síndrome más extenso, el «síndrome de déficit serotoninérgico». Este síndrome puede manifestarse bajo diversas formas: depresión, ansiedad, nerviosismo, insomnio, agresividad, agitación, migrañas. El doctor Pöldinger cree que estos problemas del sistema serotoninérgico pueden corregirse compensando el déficit en serotonina, pero sobre todo gracias a los precursores de la serotonina como el 5-HRP.[1] Judith y Richard Wurtman del Instituto Tecnológico de Massachusetts consideran que gran parte de la población presenta un déficit serotoninérgico que no siempre se manifiesta en forma de depresión. Estos investigadores y otros, animan a estas personas a aumentar la serotonina del cerebro: alimentación rica en azúcares complejos, complementos vitamínicos. El 5-HTP podría, en algunos casos, ayudarles.

Las dosis aconsejadas prescritas por los médicos en circunstancias precisas son de 50 mg al día, durante 3 a 6 semanas.

---

1. *Psychopatology*, 24: 53-81, 1991.

EL ENIGMA DEL TRIPTÓFANO

El triptófano es una sustancia natural que se encuentra en las proteínas. En forma de suplementos, el triptófano también es eficaz, incluso más eficaz que la mayoría de los medicamentos para tratar los problemas de insomnio y las depresiones leves. Sus efectos secundarios son raros.

Sin embargo, desde 1990 el triptófano no se encuentra en el mercado. ¿Por qué? En 1989 y 1990, se produjeron en todo el mundo varios cientos de casos de envenenamiento vinculados a la ingestión de triptófano. Se registraron 26 muertos. Las autoridades sanitarias de varios países prohibieron inmediatamente su venta. ¿Qué había pasado? Un lote de fabricación japonesa Showa-Denko que abastecía al 75 % del mercado mundial había sido contaminado provocando esta catástrofe.

Desde entonces, el triptófano ha sido lavado de toda culpa, pero sigue inexplicablemente prohibido, mientras que otras sustancia que habían sufrido contaminaciones accidentales (Tylenol) están de nuevo en el mercado.

PRENENOLONA

 Atención: precauciones en su administración.
Consultar la ficha de la página 304.

La prenonolona es una hormona natural que influye en el nivel de varios mensajeros químicos. Comparando los niveles de prenolona en el líquido cerebroespinal de 27 personas que sufrían episodios depresivos y de 10 voluntarios con buena salud, los investigadores del National Institutes of Mental Health de Estados Unidos, encontraron que las personas afectadas tenían tasas más bajas de. Las tasas llega-

ban a ser hasta dos veces más bajas en pacientes que se quejaban de depresión en el momento de despertar.[1]

Las dosis aconsejadas prescritas por los médicos en circunstancias precisas son de 50 mg al día durante 2 a 6 semanas.

3. Sustancias utilizadas para aumentar la motivación

La dopamina es un neurotransmisor del cerebro que interviene en la motivación, el buen humor y la libido. La dopamina es el motor que nos hace avanzar. Así, se encuentran
tasas bajas de dopamina en una forma de depresión conocida
como melancólica. Las personas que no secretan suficiente
dopamina pueden presentar dificultades cuando deben actuar
y además carecen de iniciativa, incluso en presencia de un
fuerte estímulo exterior. En momentos cruciales como cuando llegan los exámenes universitarios o ante una reunión profesional importante el déficit de dopamina puede ser una dificultad real para progresar.

Diversos experimentos terapéuticos han evaluado los efectos de varias sustancias sobre la motivación.

---

1. *Biological-Psychiatry*, 35: 775-780, 1994.

DEANOL

 Atención: precauciones en su administración.
Consultar la ficha de la página 255.

Esta sustancia que se vende en farmacias no parece actuar sobre la dopamina, pero sí sobre otro neurotransmisor, la acetilcolina. El doctor Carl Pfeiffer (Princeton, New Jersey), que la ha investigado durante muchos años, cree que mejora la motivación en las personas afectadas de depresión ligera a moderada. Se basa sobre todo en resultados de un estudio realizado en un centenar de personas.[1] Un tratamiento a base de deanol mejoró varios aspectos del comportamiento de estos pacientes y permitió interrumpir la ingestión de los medicamentos tradicionales.

Las dosis aconsejadas prescritas por los médicos en circunstancias precisas son de 250 a 500 mg al día, durante 3 a 6 semanas.

NADH

 Atención: precauciones en su administración.
Consultar la ficha de la página 295.

El NADH es la forma activa de la vitamina B3. Es necesaria para la producción de dopamina. Un estudio realizado en 1991[2] durante 5 a 310 días en 205 personas que sufrían depresión llevó a la conclusión que la toma de NADH implicó una mejora en un 93 % de las personas tratadas; esta mejora es más clara en las personas menores de sesenta y cinco años.

1. *Current Therapeutic Research,* 16: 1238-1242, 1974.
2. *New Trends in Clinical Pharmacology,* 5: 75-86, 1991.

Las dosis aconsejadas prescritas por los médicos en circunstancias precisas son de 5 a 15 mg al día durante 3 a 6 semanas.

L-TIROSINA

 Atención: precauciones en su administración.
Consultar la ficha de la página 312.

La L-tirosina es una aminoácido que las células del cerebro transforman en dopamina y noradrenalina, dos neurotransmisores que intervienen en la iniciativa y la obtención de placer. Un estudio de doble ciego[1] demostró que suplementos de L-tirosina provocaban una sensible mejora en un 67 % de los individuos tratados de un grupo de depresivos (contra un 38 % del grupo placebo). La mejora fue particularmente visible en el componente «hedonista» del ánimo, es decir, el placer por entregarse a una actividad, la anticipación a ese placer.

Las dosis aconsejadas prescritas por los médicos en circunstancias precisas son de 500 mg al día, durante 3 a 4 semanas.

---

1. Kinney, Borum: *Perspective in Clinical Nutrition.* Urban & Schwartzenber, Nueva York, USA, pp. 233-260, 1989.

4. Sustancias utilizadas para luchar contra la depresión invernal

MELATONINA Y LUZ

! Atención: precauciones en su administración.
Consultar la ficha de la página 292.

El problema afectivo estacional que se denomina por el acrónimo SAD (*seasonal affective disorder*) es una forma de depresión invernal debida a la pérdida de luminosidad. Los síntomas del SAD son diferentes de los de la depresión unipolar; se asocian a somnolencia, falta de energía y de motivación, retraimiento social y excesivo apetito con una particular atracción por el azúcar.

La melatonina parece estar implicada en el SAD, sobre todo en su componente «somnolencia». Las personas afectadas por el SAD presentan un desfase en la producción de melatonina: la sintetizan más tarde que las otras personas por la noche, lo que provoca un desequilibrio en el ritmo circadiano. La exposición a la luz natural o a las formas de luz artificial similares a la luz natural ayudan a conseguir espectaculares restablecimientos, ya que influye en la síntesis de la melatonina por la noche .[1] La ingestión de melatonina a horas regulares también es eficaz, pero faltan estudios controlados.

Exposición a la luz natural: media hora por la mañana.

---

1. Reiter: *Melatonin,* Bantam, Nueva York, USA, p. 140-145, 1995.

Las dosis aconsejadas prescritas por los médicos en circunstancias precisas son de 3 a 6 mg al día, durante varias semanas, incluso varios meses.

5. Sustancias utilizadas para favorecer la sociabilidad y los intercambios

DEANOL

 Atención: precauciones en su administración.
Consultar la ficha de la página 255.

Un estudio[1] realizado en voluntarios jóvenes con buena salud, después de 6 semanas de tratamiento con deanol mejoraron su ánimo y la capacidad para interactuar con las otras personas.

Las dosis aconsejadas prescritas por los médicos en circunstancias precisas son de 250 a 500 mg al día, durante 3 a 6 semanas.

KAWA KAWA

 Atención: precauciones en su administración.
Consultar la ficha de la página 284.

Los extractos de esta planta son ansiolíticos. Favorecen también el comportamiento social y los intercambios. El Kawa Kawa es consumido sobre todo en los círculos artísticos de Los Ángeles y Orange Conty en California.

---

1. *Clinical Pharmacology and Therapeutics*, 1: 303-310, 1960.

Las dosis aconsejadas prescritas por los médicos en circunstancias precisas son de 60 mg al día, durante 2 a 4 semanas.

UN MEDICAMENTO LLAMADO «AZÚCAR»

La dopamina por una parte y la serotonima por otra producen efectos bien conocidos en el comportamiento. «De modo esquemático —explica el doctor Jean-Pal Curtay, médico nutriterapeuta, coautor de la *Nouvea guide des vitamines*—, la tensión pulsional viene modulada por la dopamina que juega el papel de acelerador, y la serotonina que juega el papel de freno. Así, una serotonina baja exacerba la agresividad, el síndrome depresivo y aumenta el riesgo de dependencia al tabaco, al alcohol, a la droga e, incluso, al suicido». Los niveles de estos neurotransmisores se fijan genéticamente, pero Judith Wurtman del Massachusetts Institute of Technology (Cambridge) emitió la hipótesis que se puede utilizar la alimentación como regulador psíquico. Probablemente es lo que hacen los niños hiperactivos que comen muchos dulces: el azúcar aumenta la serotonina y juega el papel de calmante. Si estos niños sufrieran un déficit crónico de serotonina intentarían compensarlo con un aporte de azúcar.

Pero no son los únicos. Judith Wurtman cree que «el 80 % de los obesos se sienten atraídos por los glúcidos, los pasteles y los helados», o que confirma, probablemente, un déficit serotoninérgico. Las personas afectadas de bulimia, las mujeres que sufren síndrome premenstrual podrían encontrarse en el mismo caso. «En el caso de la depresión atípica —destaca Judith Wurtman—, se observa un importante consumo de glúcidos por su efecto tranquilizante, similar al de los antidepresivos».

Los hipnóticos y los excitantes

VERSOS EN LOS VESTIDOS

En 1959, Peter Tripp, un joven *disc-jockey* estadounidense, intentó permanecer despierto durante 200 horas, para manifestar su apoyo a un movimiento caritativo. Pasados 5 días de este régimen, Tripp explicó a los médicos que le controlaban que los cajones de su casa se abrazaban espontáneamente. Poco antes de finalizar su experiencia, se negó rotundamente a que uno de los médicos se le aproximara: su vestido, decía, estaba tejido de versos.

Estas manifestaciones son características de las psicosis por falta de sueño. Sin embargo, como nos es imposible estar despiertos indefinidamente, los versos pocas veces colonizan las fibras de nuestros vestidos ni la pasión afecta a los cajones de nuestros muebles. Más frecuentes son los síntomas vinculados a problemas de sueño: fatiga, irritabilidad, somnolencia, incluso depresión, un cuadro que el doctor Elliot Weitzmann, uno de los pioneros de la cronobiología, resume así: «El insomnio no es sólo un problema de sueño. Es una enfermedad que dura todo el día.»

EL ESCENARIO DE NUESTRAS NOCHES

Para la mayoría de nosotros, la noche ideal dura entre 7 y 8 horas. Pero un 5 % de la población se contenta con dormir 6 horas o menos, mientras que un 5 % necesita 9 horas o más. El sueño aparece de 15 a 30 minutos después de acostarnos. Empezamos nuestra noche con la larga fase de sueño lento que sitúa el cuerpo en un estado de reposo: las ondas cerebrales son lentas y regulares. Esta fase, de unos 90 minutos, va seguida de una corta fase de sueño paradójico El sueño paradójico se considera una fase activa, ya que las ondas cerebrales son comparables a las que se registran en el periodo de vigilia. Hay una sola diferencia: el cuerpo está inmóvil. Estas dos fases constituyen un ciclo repetitivo de unos 100 minutos. A medida que se acerca el día, las fases de sueño lento disminuyen, en beneficio de las fases de sueño paradójico, que duran hasta unos 60 minutos antes de levantarnos. La mayoría de nosotros nos despertamos unos segundos al final de cada ciclo, pero no lo recordamos. Para otros, las noches son interminables.

LA MELATONINA, REINA DE LA NOCHE

El sueño se compone de dos fases distintas que se suceden a lo largo de la noche. Pero para que el sueño nos acoja, el cerebro debe relajar uno a uno los centros de la vigilia y activar al mismo tiempo los centros del sueño. Este cambio se produce gracias a un reloj interno, que alterna el día y la noche. Con la oscuridad, la glándula pineal del cerebro secreta una hormona, la melatonina, que regula el reloj interno en la posición «sueño». Por la mañana, la melatonina refluye, y el reloj se coloca en la posición «vigilia». Si los mecanismo del reloj se retrasan o se aceleran, aparece el insomnio.

Pero ¿qué es el insomnio? «Si tardamos más de 30 minutos en dormirnos, si recordamos habernos despertado más de 5 veces por la noche y si estamos con los ojos abiertos más de 30 minutos en el transcurso de la noche después de haber dormido una primera vez, entonces padecemos insomnio», dice el doctor Charles Glaser de la Universidad de Chicago, cuya unidad de curas de sueño nunca está vacía. Pero para el doctor Michel Minz, que regenta una consulta dedicada a los problemas del sueño en el Hôpital de la Salpêtrière de París, «el insomne es simplemente todo aquel que se queja de la calidad de su sueño».

CUANDO EL INSOMNIO APARECE

El insomnio ocasional es debido al estrés —a veces, por dormir en un entorno extraño—. Otros casos de estrés —una separación, una muerte, un examen, la pérdida del trabajo o la perspectiva de un nuevo empleo— producen los mismos efectos. Los ansiolíticos o los hipnóticos encuentran aquí su justificación: eficacia, tiempo de utilización limitado.

Los insomnes crónicos cuentan otra historia. En primer lugar, el insomnio perjudica profundamente a las víctimas. En segundo lugar, su diagnóstico y tratamiento son delicados. En realidad, los médicos se toman más o menos en serio las noches en blanco de sus pacientes. Como analiza el doctor Minz, «pocos médicos se preparan para tratar los problemas de sueño. No siempre están dispuestos a escuchar a sus enfermos. Por otra parte, los pacientes están impacientes; quieren dormir bien y seguido». El primer reflejo del médico es prescribir benzodiazepinas (Nitrazepam prodes®, Serenade®, Rohiprol®), una clase de medicamentos que aumenta la acción de una hormona sedante del cerebro, el GABA (ácido gamma-aminobutírico). Estas sustancias camuflan los problemas sin actuar sobre sus causas reales, pudiendo provocar dependencia y hábito. Y lo que es aún más inquietante: a la larga pueden crear insomnes. Además, las benzodiazepinas deterioran la memoria a corto y largo plazo, como se ha señalado en el laboratorio del sueño del hospital Henri-Mondor de París. En los centros especializados, donde se conocen todos los efectos negativos de los medicamentos, los médicos buscan cómo limitar mejor las causas del problema.

LOS INSOMNES Y SUS PASTILLAS

En un estudio realizado en Francia se llegó a las siguientes conclusiones:

— Los insomnes ocasionales son un 30-40 % de la población adulta francesa.

— Los insomnes crónicos son un 5-15 % de la población, entre ellos una mayoría de mujeres y personas mayores. La mitad de estos casos de insomnio están vinculados a problemas psicológicos (depresión, ansiedad).

— Los desarreglos del reloj interno (que responde bien al consumo de melatonina) se producen en uno de cada diez insomnes.

— El 5 % de los franceses sufren hipersonemia, caracterizada por un exceso de sueño durante el día.

— Triste récord: los franceses son los campeones de Europa en el consumo de medicamentos y sobre todo de hipnóticos y ansiolíticos. En 1996, los franceses compraron 67 millones de cajas de somníferos. Una cuarta parte de los franceses de entre 18 y 65 años y casi el 45 % después de los 65 años toman benzodiazepinas de forma ocasional. Casi una persona sobre 5, mayor de 65 años ha recurrido de forma regular a somníferos o ansiolíticos.

Este problema es de dos clases.

Algunos se quejan de tardar dos horas en dormirse, señal de un temperamento ansioso, casi introvertido. Entre ellos, los conflictos se interiorizan o se rechazan. La tensión se acumula y se expresa por un desfase entre vigilia y sueño. Además de las moléculas que citaremos a continuación, se deben probar técnicas de relajación como el yoga o la sofrología. La ansiedad es el origen de numerosas dificultades para dormir, pero si, noche tras noche, se abren los ojos hacia las 3 o las 4 de la madrugada sin poder volver a dormir, quizá sea porque se sufre depresión. En este caso, la benzodiazepinas poco pueden hacer.

Fuera de estas situaciones extremas, ciertas sustancias se utilizan regularmente para favorecer el sueño o mejorar su calidad.

1. Sustancias utilizadas para dormirse rápidamente

GLÚCIDOS (AZÚCARES)

Richard Wurtman y su esposa Judith —dos investigadores del prestigioso Massachusetts Institute of Technology (Boston)— han buscado durante años la respuesta a una pregunta planteada por los nutriólogos desde principios de los años sesenta: ¿Puede afectar al comportamiento la composición de una comida?

En una serie de experimentos,[1] Richard Wurtman demostró que una comida con azúcares (tanto si son rápidos, el azúcar blanco, o complejos, el arroz o las pastas) y grasas, y la ausencia de proteínas provocan un aumento de la serotonina

---

1. *Science*, 174: 1023-1025, 1971b.

en el cerebro. La serotonina es un neurotransmisor que posee un efecto calmante o sedante sobre el sistema nervioso.

¿Por qué nos interesan los experimentos de Judith y Richard Wurtman? Una comida rica en glúcidos ingerida por la noche facilita la relajación y el sueño. En un estudio realizado por el Texas Tech University,[1] se dio a siete mujeres jóvenes una comida compuesta exclusivamente de proteínas, exclusivamente de glúcidos o mixta. Aquellas que tomaron la comida glucídica se vieron afectadas de somnolencia dos veces más que las otras.

Por lo tanto, es posible prepararse para el sueño evitando tomar proteínas (carne y pescado) por la noche, en beneficio de todas las formas de glúcidos, por ejemplo: arroz, pan completo, patatas, zanahorias, pasta, cereales, maíz, col, lentejas, plátanos, dátiles o frutos secos. Según el doctor Jean-Paul Curtay, médico nutriterapeuta, se facilita de esta forma un ciclo natural: el nivel de triptófano plasmático libre es más elevado por la noche que por la mañana.

VITAMINA B3 (+ MAGNESIO)

Atención: precauciones en su administración.
Consultar la ficha de la página 318.

La vitamina B3 tiene efectos hipnóticos, que están vinculados al hecho de que esta vitamina favorece indirectamente la síntesis del neurotransmisor serotonina, ahorrando el triptófano. La vitamina B3 es eficaz, sobre todo, en los problemas para dormirse vinculados al estrés, ya que éste provoca una destrucción importante de triptófano en el hígado. Menos

---

1. *Prevention Magazine*, 06/1992.

triptófano equivale a menos serotonina. Los especialistas en nutrición proponen la vitamina B3 bajo la forma de nicotinamida para paliar estas situaciones.[1] Generalmente su dosificación se acompaña de magnesio, por sus efectos relajantes y antiestrés.[2]

Las dosis aconsejadas prescritas por los médicos en circunstancias precisas son de:

— Nicotinamida: 500 a 1.000 mg al acostarse, durante 2 a 6 semanas
— Magnesio: 100 a 300 mg (magnesio-elemento), durante 2 a 6 semanas

COLINA + LECITINA

Atención: precauciones en su administración.
Consultar la ficha de la página 250.

La colina es un alcohol aminado que se encuentra en las grasas (yema de huevo) y en la lecitina (soja). La parte de colina ingerida en la alimentación no cesa de disminuir por la popularidad de los regímenes pobres en materias grasas y alimentos ligeros.

Su pérdida es lamentable, ya que la colina entra en la composición de las membranas de las células del cerebro y participa en la fabricación por estas mismas células de una sustancia (acetilcolina) implicada en el sueño paradójico. Las sales de colina o la lecitina rica en colina favorecen el sueño.[3]

La colina se puede adquirir en farmacias y tiendas de dietética.

1. *Nature,* 278: 563-565, 1979.
2. *FASEB Journal,* 2: A434, 1988.
3. *Physiology and Behavior,* 5: 175-182, 1970.

La lecitina se puede adquirir en farmacias y tiendas de dietética (se debe adquirir la que indique una tasa de fosfatidilcolina más elevada).

Las dosis aconsejadas prescritas por los médicos en circunstancias precisas son de 500 a 1.000 mg al acostarse.

VALERIANA

 Atención: precauciones en su administración.
Consultar la ficha de la página 314.

La valeriana se utiliza tradicionalmente como sedante. Este uso se ha corroborado en recientes estudios. En un importante estudio[1] en doble ciego, llevado a cabo con 128 personas, un extracto acuoso de valeriana mejoró la puntuación subjetiva acerca de la calidad del sueño y el tiempo de latencia (el impás de aparición del sueño), sin efectos secundarios. Estos resultados fueron confirmados en otro estudio, y los investigadores observaron que la valeriana era tan eficaz como la benzodiazepina a bajas dosis para favorecer la aparición del sueño.

Las dosis aconsejadas prescritas por los médicos en circunstancias precisas son de 150 a 300 mg al día (extracto al 0,8 % de ácido valérico).

---

1. *Planta Medica*, 54: 144-148, 1985.

MELATONINA

 Atención: precauciones en su administración.
Consultar la ficha de la página 292.

La melatonina favorece la aparición del sueño. Se ha comparado a una sustancia, el temazepam, y se ha demostrado tan eficaz como ese somnífero, respetando fielmente la estructura natural del sueño. La melatonina es más barata, más segura, mejor tolerada que los medicamentos prescritos habitualmente. Un estudio estadounidense en el que se emplearon dosis de 0,3 a 1 mg llegó a la conclusión de que la melatonina disminuye el tiempo de latencia y que a estas dosis no produce los efectos secundarios de los somníferos tradicionales al día siguiente. Un estudio realizado en Israel[1] demostró que la melatonina (1 a 2 mg al día) seguía siendo beneficiosa después de dos meses de tratamiento, lo que hace pensar que no produce dependencia.[2]

Los especialistas no aconsejan una toma continuada de melatonina antes de los sesenta años.

Forma habitual: melatonina sublingual de acción inmediata.

Las dosis aconsejadas prescritas por los médicos en circunstancias precisas son de 0,3 a 3 mg, ocasionalmente, 1 a 2 horas antes de acostarse. Los investigadores aconsejan empezar con dosis bajas y aumentar si es necesario. Las dosis deben disminuirse si existen ciertas dificultades al despertar. Diversos investigadores aconsejan tomar melatonina a días alternos.

1. *Journal of Pineal Research*, 15: 1-12, 1993.
2. *Sleep*, 18: 598-603, 1995.

GABA

 Atención: precauciones en su administración.
Consultar la ficha de la página 270.

El GABA es un neurotransmisor con efectos calmantes.
Existe en forma de suplementos. Varios estudios demuestran
que puede favorecer el sueño permitiendo la relajación y disminuyendo la tensión muscular.[1] El GABA se debe ingerir
antes de acostarse. Los efectos relajantes aparecen de 30 a 60
minutos después y duran varias horas.

Las dosis aconsejadas prescritas por los médicos en circunstancias precisas son de 500 a 2.000 mg al día.

5-HTP

 Atención: precauciones en su administración.
Consultar la ficha de la página 248.

Los efectos del aminoácido triptófano sobre el sueño se
conocen desde hace más de treinta años. El triptófano es el
precursor de la serotonina. La serotonina es un neurotransmisor con diversos efectos, entre ellos favorecer el sueño. En casos de insomnio leves, el triptófano es tan eficaz como los
somníferos de laboratorio, sin tener sus efectos secundarios. El
triptófano es muy eficaz para disminuir el período de latencia.[2] Además, para aquellos que tienen problemas para conci-
liar el sueño, el triptófano sería el perfecto aliado.

---

1. *Smart Drug News,* 4 (7): 4, 1995.
2. *Archives of General Psychiatry,* 31: 394.397, 1974.

Decimos «sería» porque desde hace 6 años, el triptófano no se encuentra a la venta: un lote contaminado, procedente de Japón, provocó la muerte de 26 personas. El triptófano sigue estando misteriosamente prohibido incluso cuando diversas pruebas demostraron que era totalmente inocuo y que se sigue recetando para ciertas enfermedades infantiles. Sin embargo, existe una sustancia, el 5-HTP, que es el intermediario natural entre el triptófano y la serotonina: en el cerebro, el triptófano se transforma en 5-HTP, que seguidamente se convierte en serotonina. El 5-HTP posee las propiedades farmacológicas del triptófano.

El efecto hipnótico máximo se obtiene una hora después de su toma. En casos de insomnio más graves, los efectos empiezan a notarse una semana después de tomarlo a diario.[1, 2]

Las dosis aconsejadas prescritas por los médicos en circunstancias precisas son de 50 mg al día.

---

1. *Pharmacopsychiatria*, 11: 180-185, 1978.
2. *Pyschopharmacology*, 90: 151-155, 1986.

2. Sustancias utilizadas para mejorar la calidad del sueño o su duración

CORAZONCILLO

 Atención: precauciones en su administración.
Consultar la ficha de la página 253.

Esta planta tiene el poder de afectar la química cerebral de forma que permite mejorar el ánimo, disminuir la ansiedad y combatir la depresión. Diversos estudios han demostrado que el corazoncillo también mejora la calidad del sueño. Esos estudios no han detectado efectos secundarios.[1]

Las dosis aconsejadas prescritas por los médicos en circunstancias precisas son de 300 a 900 mg antes de acostarse.

MELATONINA

 Atención: precauciones en su administración.
Consultar la ficha de la página 292.

La melatonina mejora la calidad del sueño, sin aumentar su duración. Un estudio israelí, demostró que la toma de 2 mg de melatonina en personas mayores que sufrían insomnio mejoró de manera cualitativa la calidad de su sueño.[2]

La melatonina es interesante en el caso de personas mayo-

1. Murray: *Natural Alternative to Over-the-Counter and Prescription Drugs*, William Morrow, Nueva York, USA, p. 309, 1994.
2. *Lancet*, 346: 541-544, 1995.

res que consumen ansiolíticos de tipo benzodiazepinas o beta-bloqueantes, dos familias de medicamentos con efecto anti-melatonina.

Forma generalmente utilizada: melatonina de acción prolongada (*time-release*).
Las dosis aconsejadas prescritas por los médicos en circunstancias precisas son de 0,3 a 3 mg. Los consumidores empiezan a bajas dosis para aumentar si es necesario. Si existen problemas al despertar, disminuir la dosis.

DEANOL

 Atención: precauciones en su administración.
Consultar la ficha de la página 255.

Un estudio sobre el deanol demostró que pequeñas dosis orales (10 a 20 mg al día) pueden producir una ligera estimulación del sistema nervioso central pasados de 7 a 10 días, lo que se traduce en una disminución de la fatiga durante el día, un sueño más profundo por la noche y una necesidad de dormir menos intensa.

Según el doctor Carl Pfeiffer (Princeton, New Jersey), los pacientes afectados de fatiga crónica y depresión ligera son los que obtienen mejores resultados con el deanol.

Pero el deanol también puede beneficiar a las personas que gozan de buena salud. En un estudio contra placebo realizado en voluntarios jóvenes, el grupo tratado experimentó, tras 6 semanas, una mejora en la capacidad de concentración, a la vez que una mejora en la calidad del sueño. En el transcurso de las 6 semanas, estos efectos se reforzaron: los participantes dormían más profundamente, pero menos tiempo y se sentían con más energía al día siguiente.[1]

Dosis elevadas de deanol producirían el efecto contrario al buscado.

Las dosis aconsejadas prescritas por los médicos en circunstancias precisas son de 10 a 20 mg al día.

3. Sustancias utilizadas para disminuir la duración del sueño (sin perjudicar su calidad)

ACETIL-L-CARNITINA (ALC)

 Atención: precauciones en su administración.
Consultar la ficha de la página 225.

Según los resultados de un estudio llevado a cabo en Italia en 1988, la ingestión de suplementos de ALC implicó una sensible disminución de la duración del sueño, sin alterar los ciclos de sueño, ni la percepción de los participantes en términos de sueño profundo. Los pacientes sufrían una enfermedad cerebrovascular. Este estudio justificó el uso de suplementos de ALC en las situaciones donde se requiere una disminución del tiempo de sueño.[2]

Las dosis aconsejadas prescritas por los médicos en circunstancias precisas son de 500 a 1.000 mg al día.

---

1. *Clinical Pharmacology and Therapeutics*, 1: 303-310, 1960.
2. *Clinical Trials Journal*, 25 S1: 65-71, 1988.

ADRAFINIL

 Atención: precauciones en su administración.
Consultar la ficha de la página 232.

El adrafinil es un medicamento que estimula los recepto-res adrenérgicos alfa-1, que responden a la noradrenalina, un neurotransmisor implicado en la vigilia y el despertar. El adrafinil químicamente está cerca del modafinil, probado en algunos ejércitos como medicamento antisueño. El adrafinil ha sido estudiado en el mono: en este animal aumenta la acti-vidad nocturna. La ingestión de adrafinil, a diferencia de las anfetaminas, no parece provocar ansiedad.

El adrafinil se utiliza en algunos casos para retrasar la lle-gada del sueño.

Las dosis aconsejadas prescritas por los médicos en circunstancias preci-sas son de 600 a 1.200 mg al día.

FENOZOLONA

 Atención: precauciones en su administración.
Consultar la ficha de la página 266.

La fenozolona está aparentada con las anfetaminas. Esti-mula la liberación de la dopamina y la noradrenalina, que son los neurotransmisores del despertar. En los animales, la fenozolona aumenta la actividad motriz y la resistencia a la fatiga. Posee una actividad antisueño. Por ello, se utiliza —fuera del terreno médico— para retrasar la aparición del sueño, en particular en los militares, en ciertos deportes (automovilismo, triatlón) y por los estudiantes, tal como utilizaban las anfetaminas. Sólo debe tomarse en cortos períodos de tiempo (2 a 3 semanas como máximo) por los posibles efectos secundarios (ansiedad) y el riesgo de dependencia. Presenta numerosas contraindicaciones. Es indispensable el control médico.

Las dosis aconsejadas prescritas por los médicos en circunstancias precisas son de 20 a 30 mg al día, en 2 tomas matinales, en curas discontinuas.

4. Sustancias utilizadas para adaptarse a trabajos nocturnos

MELATONINA

Atención: precauciones en su administración.
Consultar la ficha de la página 292.

Trabajos preliminares y observaciones clínicas han demostrado que la melatonina es particularmente eficaz para ayudar al reloj interno del organismo a adaptarse a los trabajos nocturnos. Un estudio realizado en enfermeras de un hospital estadounidense que trabajan de 21.30 horas a 7.30 horas, sugiere que la melatonina a bajas dosis permite un sueño rápido y de buena calidad cuando la tomaban antes de acostarse hacia las 9 de la mañana.

Las dosis aconsejadas prescritas por los médicos en circunstancias precisas son de 0,5 mg al día (melatonina de acción inmediata).

5. Sustancias utilizadas para luchar contra el desfase horario

MELATONINA

 Atención: precauciones en su administración.
Consultar la ficha de la página 292.

Desde la aparición de la melatonina, nadie ignora que permite superar sin problemas los desfases horarios, y esta eficacia —a menudo sorprendente— está ratificada por numerosos estudios. Un médico británico examinó los efectos de la melatonina en 400 viajeros y observó que disminuyó a la mitad los síntomas asociados al desfase horario, como la fatiga o la dificultad para dormirse.[1]

Pero una pregunta permanece en el aire: ¿cuándo debe tomarse la melatonina? ¿El día antes de partir? ¿Al partir? ¿Durante el viaje? ¿A la llegada?

Los investigadores que han trabajado sobre el papel de la melatonina, como el doctor Josephine Arendt (University of Surrey, Inglaterra) consideran que la forma más eficaz de tomar la melatonina es antes de partir, a la hora aproximada en que el viajeros se acostaría en su país de destino. Por ejemplo, si se viaja de París a Nueva York (6 horas de diferencia)

---

1. Klatz: *Growing Young with HGH*, Harper Collins Publishers, Nueva York, USA, p. 182, 1997).

se podría tomar la melatonina por la mañana el día de salir de París (hacia las 6 horas) lo que corresponde a la medianoche en Nueva York. Si se hace el trayecto inverso, se debe tomar la melatonina hacia las 16 horas hora local, lo que corresponde a las 22 horas de París. Una vez llegado a destino, los investigadores aconsejan seguir tomando melatonina durante 2 o 3 días, antes de acostarse. Este método tiene la ventaja de «regular» el reloj interno durante el viaje, pero tiene el inconveniente de obligar a hacer complicados cálculos.

El mensaje para el «gran público» se ha simplificado y los especialistas aconsejan tomar melatonina antes de acostarse una vez llegados a destino.

Existe una tercera vía, practicada por numerosos pilotos y personal de a bordo. Consiste en seguir el primer método cuando se viaja de oeste a este (son los viajes más penosos, ya que el ritmo normal se comprime) y el segundo método, el más simple, cuando se viaja en sentido contrario.

Las dosis aconsejadas prescritas por los médicos en circunstancias precisas son de 5 mg al día durante 3 días.

CONSEJOS PARA MEJORAR LAS NOCHES

— Levántese cada día a una hora fija, lo que le llevará a acostarse a una hora fija, primera etapa para regular el ritmo vigilia/sueño.

— Expóngase a la luz del día siempre que pueda. En invierno evite trabajar en sitios poco iluminados. Puede optar por un iluminado especial. Esto hará caer la secreción de melatonina durante el día.

— Evitar el tabaco y el alcohol al acostarse.

— Realizar ejercicio con regularidad por la tarde (pero no antes de acostarse).

— Mejore su vida sexual. El placer es un somnífero natural, pero la frustración tiene el efecto contrario.

— Utilice su habitación sólo para dormir (y hacer el amor...). Manténgala en penumbra y aislada del ruido. Ni teléfono ni televisor.

— La cama será lo bastante amplia para que usted se pueda girar. Si sufre de la espalda, no elija un colchón demasiado duro. En cualquier caso, compre un colchón con muelles: cuantos más muelles, mejor. La almohada es indispensable, ya que impide la hiperextensión de la columna vertebral. Elíjala bastante plana.

— ¿Dónde colocar la cabecera de la cama? Según los especialistas —yo no lo soy— se debe dormir con la cabeza hacia el norte. Compruébelo.

— No caldee demasiado la habitación. Cuanto más fresco mejor se duerme.

— Aprenda técnicas de relajación (yoga, biofeedback, etc.).

— No tome medicamentos sin el consejo de su médico.

Los proamnésicos

Es incapaz de encontrar las llaves que había utilizado para entrar. Por lo tanto, debe llamar a su esposa que está de visita en casa de unos amigos. Busca el número en el listín, pero cuando va a marcarlo, su mente está totalmente en blanco. Y cuando empieza a maldecir a su memoria, recuerda claramente dónde había dejado una copia de las llaves, hace tres años. ¿Por qué fenómeno acontecimientos de nuestra vida quedan minuciosamente archivados, mientras que otros son inmediatamente borrados?

PIZARRA Y DISCO DURO

Cedamos la palabra al doctor James McGaugh (Universidad de California, Irvine) que explora desde hace más de treinta años los secretos de la memoria humana: «De manera esquemática podemos decir que existen dos grandes tipos de memoria: una memoria "pizarra" a corto plazo y una memoria "episódica" o "disco duro", a largo plazo.» El sitio donde usted ha dejado las llaves se registra en la memoria «pizarra». La pizarra contiene poca información y desaparece muy rápido, en pocas horas. Es esta memoria a corto plazo la que nos saca de quicio, ya que buscamos en vano un recuerdo fresco como el de las llaves. «Pero esto —observa James McGaugh, tiene sus ventajas: ¿que quiere recordar dónde dejó el coche hace cinco años?» La memoria a largo plazo registra informaciones permanentes en el córtex, la superficie del cerebro. Su capacidad de almacenamiento es ilimitada: basa su actividad en 10 millardos de neuronas, y todos los experimentos que se han intentado para saturarla han fracasado. Toda una vida no basta para llenarla. La memoria a largo plazo está destinada a recordar durante días, meses, incluso años. Es el itinerario que conduce a la casa donde vivíamos de niños, el rostro de un amigo, el olor de un perfume, la música de una canción, etc. La memoria a largo plazo puede compararse al disco duro de un ordenador.

Sólo ciertas informaciones son transferidas de la memoria «pizarra» a la memoria «disco duro», una decisión encargada en parte a una pequeña estructura escondida en el corazón del cerebro, el núcleo amigdalino. «Cuando es excitado por las hormonas como la adrenalina o la noradrenalina, el núcleo amigdalino ordena al cerebro almacenar la información —explica el doctor McGaugh—. En nuestros experimentos, los participantes, cuanto más fuerte emocionalmente es el contexto más retienen las palabras o las imágenes que se les muestran». Usted encontró la copia de las llaves porque las había guardado al estrenar la casa, una fecha cargada de emoción. Por esta razón, los acontecimientos de nuestra vida quedan grabados con todos sus detalles, por poco que se trate de una *première*: la primera bicicleta, la primera experiencia amorosa, el primer trabajo, etc.

UN DIVERTIDO ARCHIVERO

Para registrar estos datos, el cerebro utiliza un sistema de clasificación que conduciría a cualquier archivero a una inmediata matrícula de honor. El sistema obedece a una cierta lógica: el cerebro reagrupará por categorías las plantes, los nombres, los verbos, los nombres propios, los alimentos, o... los perros. Pero otras categorías le son extrañas. «Si debo concebir un cerebro —dice el doctor Barry Gordeon, un investigador de la universidad Johns Hopkins (USA)—, no pondría la medida de los objetos en una categoría diferentes de los mismos objetos. O todos los pequeños utensilios de cocina en una misma categoría.» A veces, la información se duplica: la

---

LOS CUATRO TIPOS DE MEMORIA

Poseemos cuatro tipos de memoria, pero los más estudiados son la memoria a corto plazo y la memoria a largo plazo. Existe también una memoria de trabajo y una memoria llamada vital.

La memoria a corto plazo entra en funcionamiento en los segundos siguientes al registro de la información, por ejemplo cuando anotamos en un papel el número de teléfono que en información nos acaban de dar. Después de realizar esa llamada, olvidaremos el número.

— La memoria a largo plazo registra nuestro número de teléfono.

— La memoria de trabajo se sitúa entre la memoria a corto plazo y la memoria a largo plazo. Nos permite almacenar informaciones importantes durante un corto período de tiempo, recordarlas y olvidarlas, si es necesario. Es, por ejemplo, el recuerdo de las citas de la semana, el nombre del vecino de mesa en una cena con amigos.

— La memoria vital está en el corazón de nuestra personalidad. Es la que nos permite funcionar a diario. Incluye los recuerdos adquiridos muy pronto en nuestra vida, como atar los zapatos, utilizar el baño, comportarse en sociedad o incluso cruzar una calle sin que nos atropellen. Cuando esta memoria sufre algún percance después de un accidente, una enfermedad degenerativa o un ataque cardíaco, la víctima tiene dificultades para funcionar de forma independiente.

representación visual de un coche y su representación verbal se registran por separado.

Pero el sistema, por curioso que parezca, funciona. Si le enseñamos un coche a nuestro hijo pequeño, recordará la imagen visual. Le diremos «coche» en el mismo momento y registrará la asociación verbal. Gary Lynch, un investigador del equipo de James McGaugh, cree que este fenómeno de asociación es único de la especie humana. El cerebro pasa la mayor parte de su tiempo preguntando las categorías que ha creado. Por ejemplo, oímos el ruido del motor de un coche al cruzar la calle. El córtex clasifica el ruido en la categoría «ruido de motor» igual a «peligro». Todo pasa al cerebelo, una región que registra los reflejos y nos hace saltar hacia el bordillo.

MI MEMORIA FLAQUEA

El cerebro pierde cada día neuronas y conexiones entre neuronas, y esta pérdida se nota en la calidad de la memoria. En efecto, parece ser que un recuerdo se almacena en un gran número de células situadas en diversas regiones del cerebro, pero no en un sitio concreto o en una célula concreta. Así, la creación y el almacenaje de una información recuerda la construcción de un holograma: la información se registra en varios sitios, para ser llamada y «leída» desde varios ángulos. Cuando las células o las conexiones desaparecen, la información aún puede ser recordada pero el recuerdo es más confuso, menos preciso, borroso.

Durante mucho tiempo, se creyó que la pérdida de neuronas era inevitable y que acompañaba al envejecimiento del cerebro. Sin embargo, el doctor Marian Diamond, un investigador de la Universidad de California (Berkeley), demostró que en ratas adultas situadas en un entorno estimulante, con laberintos y juguetes, estaban más alerta y eran más in-teligentes. En la disección de su cerebro, éste es más voluminoso, en particular en la región del córtex. Estas ratas también viven más tiempo que sus congéneres. Marian Diamond consiguió transformar cerebros mayores en cerebros jóvenes: en las ratas estimuladas el córtex aumentó en un 5 %.

La idea que las células del cerebro pueden regenerarse y crear nuevas conexiones incluso en la edad adulta, actualmente es defendida por diversos investigadores. En 1984, Fernando Nottebohm (Rockefeler University, Nueva York) demostró en canarios adultos un importante desarrollo de las neuronas en la región del cerebro que rige el aprendizaje del canto, después del otoño, cuando los pájaros aprenden los cantos de la estación nupcial. Los pájaros pierden un 40 % de sus viejas neuronas pasada la estación nupcial anterior. Pero parece ser que un nuevo ciclo de aprendizaje estimula la fabricación de nuevas células y de nuevas conexiones.

En el hombre, estímulos de la misma clase podrían favorecer el desarrollo del cerebro y mejorar los procesos de memorización. Es una invitación para conservar a cualquier edad una actividad intelectual o artística, para seguir aprendiendo, leer y agudizar la curiosidad. Para el doctor McGaugh, una buena manera de retener la información es excitando el núcleo amigdalino: «Retenemos bien cuando algo nos apasiona».

Es cierto, pero ¿qué hacer para retener lo banal?

Para algunos, la respuesta pasa por el uso de sustancias capaces de aumentar la memoria.

VACÍOS DE MEMORIA: QUÉ ES GRAVE Y QUÉ NO LO ES

Si no se presentan otros síntomas, los problemas de la siguiente lista no revelan que la persona necesite tratamiento médico:
— olvidar los nombres
— no recordar dónde se han dejado las llaves, las gafas u otros objetos
— no encontrar el coche en un parking
— no recordar las cosas que figuran en la lista que hemos hecho para la compra

Los siguientes síntomas sí requieren consultar con el médico:
— despistarse al realizar un itinerario familiar
— olvidarse por completo de citas importantes
— explicar la misma historia a las mismas personas en poco tiempo
— ser incapaz de utilizar un talonario de cheques o llevar una contabilidad personal
— ser incapaz de encontrar las palabras del vocabulario corrientes para designar los objetos
— sufrir tales pérdidas de memoria que sea imposible llevar a cabo una actividad profesional o que dificulte la vida diaria
— cambios de personalidad

LA BIOLOGÍA DE LA MEMORIA

Una buena memoria depende de tres parámetros:

1. Una buena capacidad de adquisición de los conocimientos, vinculada por sí misma a la atención.

2. Capacidad para almacenar la información.

3. Capacidad para recordar lo memorizado.

La codificación corresponde al registro de la información. El término codificación se utiliza porque la información se ve afectada por códigos abstractos o sensoriales. Durante la codificación, una parte de la información puede ser llamada inmediatamente; es la memoria a corto plazo. La recuperación de la información en forma de recuerdos recurre a procesos de decodificación que se activan a partir de índices.

Los procesos que rigen la memoria están vinculados a numerosos factores biológicos. Los mecanismos de aprendizaje dependen de la cantidad de glucosa y oxígeno presente en el cerebro, lo que explica que las sustancias que dilatan los vasos sanguíneos ejerzan un efecto positivo en la codificación. Por otra parte, el aprendizaje está vinculado a la actividad de dos neurotransmisores, la dopamina, que facilita la vigilia, y la noradrenalina, que imprime una dimensión emocional a la información.

El almacenaje parece ser que depende del nivel de serotonina, otro neurotransmisor.

La restitución de la información está influida por el GABA, pero también por la serotonina.

Por último, la acetilcolina es el neurotransmisor universal y más importante de la memoria, si se juzga por la gran cantidad de estudios realizados tanto en animales como en el hombre que coinciden en este punto.

¿PROVOCA EL ALUMINIO VACÍOS DE MEMORIA?

El aluminio se encontraba en la tierra bajo una forma biológica poco utilizable, es decir, eran ínfimas las cantidades ingeridas por el hombre. Pero la industrialización ha cambiado estas condiciones. Por ejemplo, las lluvias ácidas disuelven las sales de aluminio. Éstas llegan al hombre vía las aguas de los ríos. Y para el hombre el aluminio es un mineral tóxico y el órgano que resulta más afectado es el cerebro.

La exposición crónica al aluminio afecta las funciones cognitivas. Un estudio realizado en Canadá ha demostrado que la incidencia de Alzheimer se ha multiplicado por 8 en las regiones donde existe una elevada tasa de aluminio.[1] Probablemente el aluminio no sea la única causa ni la causa directa de esta enfermedad, pero aparece como factor de riesgo.

Muchos desodorantes contienen aluminio. En las ratas, la aplicación en la piel de bajas dosis de cloruro de aluminio (una sal utilizada con frecuencia en los desodorantes comerciales) provoca una acumulación en el cerebro superior a la obtenida por ingestión de aluminio en el agua y la alimentación.

En 1995, la Organización Mundial de la Salud, juzgó insuficientes las pruebas para justificar una revisión de las actuales normativas sobre el aluminio. Diversos especialistas no comparten esta opinión. El doctor William Forbes, del Ministerio de Sanidad canadiense, declaró en un artículo publicado en 1996, que «aunque el aluminio no sea la causa principal de la demencia, existen suficientes pruebas para considerarlo como un promotor e intentar reducir su concentración en el agua».

En casa, se debe evitar cocinar en utensilios de aluminio, sobre todo cuando se trata de alimentos ácidos como las frutas. Asimismo se desaconseja la cocina en papillote, sobre todo si se añade zumo de limón al pescado.

---

1. *Environmetrics*, 6: 233-275, 1995.

1. Sustancias utilizadas para estimular la adquisición de conocimientos y la memoria a corto plazo

PROTEÍNAS

¿Sabe usted que la composición de las comidas influye directamente en el funcionamiento del cerebro? El equipo del doctor Richard Wurtman, del Massachusetts Institute of Technology (Boston), ha dirigido diversos estudios que llegan a conclusiones concretas para cada una de ellas.

Cuando tomamos una comida a base de glúcidos (pasta, arroz, pan) o cuando ingerimos dulces en ayunas (barras chocolateadas, pasteles), facilitamos la subida en el cerebro de un neurotransmisor, la serotonina. La serotonina actúa como un sedante. Por esta razón, estos medicamentos producen sueño.

Al contrario, las comidas ricas en proteínas frenan la subida de la serotonina y favorecen otros dos neurotransmisores, la dopamina y la noradrenalina. Estas dos sustancias ejercen un efecto excitante sobre el sistema nervioso. Alertan las funciones mentales.

El ejemplo clásico es el del desayuno. Los profesores conocen bien el problema: al final de la mañana, a una buena parte de la clase le «pica la nariz». En 1985, se realizó un interesante experimento en cincuenta niños. Una parte de los niños tomó un desayuno rico en glúcidos (pan, croissants, mantequilla), otro grupo un desayuno a base de proteínas (huevos, jamón, bacon) y los otros niños no desayunaron. Seguidamente todos ellos respondieron un test para evaluar sus resultados intelectuales y su atención. Los niños que habían ingerido el desayuno glucídico presentaron los peores resultados. Los niños que no habían desayunado obtuvieron resultados sensiblemente mejores al igual que aquellos que habían desayunado proteínas. Los investigadores concluyeron que los bajos resultados en los niños «glucídicos» se extendían de 30 minutos hasta cuatro horas después de la comida.[1]

Según Richard Wurtman, los escolares y los estudiantes en general deberían prestar atención a lo que comen por la mañana y al mediodía. Lo mismo se puede extender a todos los profesionales. Los siguientes alimentos pueden constituir una comida proteica: espirulina (alga), soja (harina o leche), carnes blancas, leche descremada en polvo, queso, yogur desnatado, pescado, crustáceos, carnes rojas, menudillos, charcutería y huevos.

Si la comida incluye proteínas y glúcidos, es importante el orden de ingestión. Los especialistas aconsejan tomar las proteínas en primer lugar.

AMINOÁCIDOS RAMIFICADOS (AAR)

 Atención: precauciones en su administración.
Consultar la ficha de la página 234.

Si las proteínas ejercen un claro efecto positivo sobre la atención, este efecto es más importante aún cuando se las asocia a los aminoácidos ramificados, ya que estos últimos bloquean completamente el paso del triptófano al cerebro, y, por lo tanto, la síntesis de serotonina. Se han realizado diversos estudios sobre los efectos de los aminoácidos ramificados para

---

1. *Metabolism*, 35: 837-842, 1996.

facilitar el acceso del triptófano al cerebro (ejercicio físico). Estos estudios demuestran que los aminoácidos ramificados benefician sobre todo los resultados mentales durante la realización de tareas complejas y que tienen poco efecto en tareas menos exigentes.[1]

Las dosis aconsejadas prescritas por los médicos en circunstancias precisas son de 800 a 1.000 mg al día con un componente de un 45 % de valina, un 33 % de leucina y un 22 % de isoleucina, durante 2 a 3 semanas.

CAFEÍNA

 Atención: precauciones en su administración.
Consultar la ficha de la página 244.

Un reciente estudio realizado en estudiantes de ambos sexos demostró una significativa mejora en diversos aspectos de la memoria después de que consumieran el equivalente a 3 o 4 tazas de café (4 mg/kg de peso).[2]

Las dosis aconsejadas prescritas por los médicos en circunstancias precisas son de 250 mg al día, durante 1 a 2 semanas.

---

1. *Nutrition,* 10: 405-410, 1994.
2. *Appetite,* 22: 39-55, 1994.

GINSENG

 Atención: precauciones en su administración.
Consultar la ficha de la página 275.

El Instituto de Fisiología de la Academia de las Ciencias de Bulgaria evaluó en los animales los efectos del ginseng sobre las funciones cerebrales, la memoria y el aprendizaje. Según los investigadores, el ginseng mejora la capacidad para recuperar una información y para acelerar el aprendizaje. Los animales tratados con ginseng vieron cómo su memoria a corto plazo se estimulaba y su memoria a largo plazo se reforzaba.

Las dosis aconsejadas prescritas por los médicos en circunstancias precisas son de 100 a 200 mg al día, durante varias semanas.

GINKGO BILOBA

 Atención: precauciones en su administración.
Consultar la ficha de la página 272.

Un estudio en doble ciego realizado con jóvenes voluntarios con buena salud demostró que el ginkgo puede mejorar la memoria a corto plazo. Los resultados aparecen a dosis superiores a 240 mg al día; los efectos más claros son con dosis diarias de 600 mg. El ginkgo también se demostró eficaz para aumentar la memoria a corto plazo en un estudio realizado en mujeres.[1] Por último, varios estudios realizados en personas de más de sesenta años con buena salud demostraron que extractos de ginkgo (320 a 600 mg) mejoraban la rapidez de tratamiento de la información y la memoria a corto plazo.[2]

---

1. *La Presse Médicale,* 15 (31), 1986.
2. *Clinical Therapeutics,* 15: 549-558, 1993.

Las dosis aconsejadas prescritas por los médicos en circunstancias precisas son de 120 a 160 mg al día durante varias semanas.

COLINA

Atención: precauciones en su administración.
Consultar la ficha de la página 250.

La colina es una sustancia presente en ciertas grasas alimenticias. Es importante para las funciones cerebrales, ya que forma parte de la composición de la fosfatidilcolina, un constituyente de las membranas de las neuronas. Sobre todo, es necesaria para la síntesis de acetilcolina, que es el neurotransmisor de la memoria.

Un estudio de 1980 realizado en ratas demostró que una alimentación rica en colina estimula la memorización, mientras que una alimentación deficitaria en colina favorece las pérdidas de memoria.[1]

Un estudio realizado en 10 voluntarios con buena salud estableció el efecto de una única dosis de colina administrada oralmente en las dos clases de memoria:

1. La memoria a corto plazo.

2. El recuerdo de palabras concretas como «mesa» y de palabras abstractas como «verdad».

Los individuos afectados por este experimento eran tratados unos con colina y otros con un placebo. El test destacó una mejora de la memoria a corto plazo con la colina. Además, la memorización de las palabras abstractas mejoró, pero la memoria de palabras concretas permaneció igual, probable-

---

1. *Science*, 209: 301-303, 1980.

mente porque la cantidad de palabras concretas conocidas al principio era mucho más importante. El test demostró que la colina aumenta de forma selectiva la memoria a corto plazo de las palabras abstractas.[1]

Las dosis aconsejadas prescritas por los médicos en circunstancias precisas son de 500 a 2.000 mg al día durante 3 a 12 semanas.

VITAMINA B3

 Atención: precauciones en su administración.
Consultar la ficha de la página 318.

Según un estudio de 1985[2] realizado en 96 personas con buena salud y edades comprendidas entre treinta y cinco y ochenta y cinco años, la vitamina B3 (421,5 mg al día) mejoró de forma significativa la memoria a corto plazo. La forma en ácido nicotínico era más eficaz en las personas jóvenes y de mediana edad, mientras que la vitamina B3 bajo la forma de xantinol nicotinado mejoró a los participantes de más edad.

La toma de ácido nicotínico durante largo tiempo requiere control médico.

Las dosis aconsejadas prescritas por los médicos en circunstancias precisas son de 50 a 100 mg al día, durante 3 a 4 semanas.

---

1. *Science* 201: 275-276, 1978.
2. *Psychopharmacology,* 87: 390-395, 1985.

DEANOL
Atención: precauciones en su administración.
Consultar la ficha de la página 255.

El deanol aumenta la concentración de colina en la sangre y, por lo tanto, indirectamente, la secreción de acetilcolina en el cerebro, que es el neurotransmisor de la memoria. Ha demostrado ser eficaz para estimular la memoria en los animales. En el hombre, mejora la atención, sobre todo en aquellos que presentan dificultades de aprendizaje. En un estudio realizado en 83 chicos y 25 chicas «con problemas», la ingestión de deanol tuvo efectos positivos en un 76 % de las chicas y un 66 % de los chicos, en particular en el ámbito de la adquisición de conocimientos.[1]

Las dosis aconsejadas prescritas por los médicos en circunstancias precisas son de 200 a 400 mg al día, durante 3 a 6 semanas.

VASODILATADORES
Atención: precauciones en su administración.
Consultar las fichas de las páginas 246, 280, 298 y 306.

Para registrar una información, el cerebro recurre al neurotransmisor acetilcolina, pero también a la noradrenalina. Esta síntesis necesita energía, es decir, glucosa y oxígeno. La glucosa y el oxígeno van a la sangre a través de numerosos psicoestimulantes que actúan aumentando el flujo de sangre hasta el cerebro.

---

1. *Current Therapeutic Research*, 16: 1238-1242, 1974.

La papaverina dilata las arterias del cerebro y mejora la atención, la vigilia y la adquisición de información. La robasina estimula también la circulación cerebral y posee los mismos efectos proamnésicos. También es el caso de los medicamentos ciclandelato y heptaminol.

Es necesario siempre el control médico. Estos medicamentos no deben tomarse sin consultar al médico.

Las dosis aconsejadas prescritas por los médicos en circunstancias precisas son de:
— Papaverina: 200 a 600 mg al día, durante 2 a 3 semanas
— Robasina: 10 a 20 mg al día, durante 2 a 3 semanas
— Heptaminol: 180 a 360 mg al día, durante 2 a 3 semanas
— Ciclandelato: 200 mg al día, durante 2 a 3 semanas

PARACETAMOL

Atención: precauciones en su administración.
Consultar la ficha de la página 300.

El paracetamol es un medicamento utilizado en el tratamiento de problemas de memoria vinculados al envejecimiento. Sin embargo, diversos estudios realizados en personas con buena salud demostraron que puede mejorar la retención y el recuerdo de la información si no hay un deterioro de las capacidades mentales.

Así sucedió en un estudio realizado en 1976 sobre 18 personas,[1] cuyas actividades profesionales eran particularmente exigentes. Los participantes tenían más de cincuenta años,

1. *Acta Psychiatrica Scandinavia*, 54: 150-160, 1976.

gozaban de buena salud y su CI era de una media de 120. Pero, como muchos de nosotros, habían notado desde hacia unos años una ligera disminución de su capacidad para retener una información o recordarla. En la primera fase del estudio, la mitad de los individuos recibieron paracetamol (4.800 mg al día) y la otra mitad un placebo. Se les propusieron tres tipos de test: traducir cifras en sus símbolos correspondientes, encontrar una figura a base de manchas, ordenar las letras de la A hasta la J y los números de 1 a 20, que habían sido colocados desordenadamente en un círculo.

El grupo que recibía el paracetamol obtuvo resultados claramente superiores al grupo de control.

En la segunda fase del estudio, cuando se sustituyó el paracetamol por un placebo, los resultados cayeron.

Estas observaciones han sido confirmadas en otros estudios realizados en voluntarios con buena salud.[1,2]

Las dosis aconsejadas prescritas por los médicos en circunstancias precisas son de 2.400 a 4.800 mg al día en varias tomas, de 3 a 6 semanas.

ACETIL-L-CARNITINA

 Atención: precauciones en su administración.
Consultar la ficha de la página 225.

La carnitina es una sustancias emparentada con la colina que es el neurotransmisor de la memoria, la acetilcolina. En los animales, la acetil-L-carnitina, que es una forma modificada de la carnitina, favorece la secreción de acetilcolina en

1. *Psychopharmacology*, 49: 307-309, 1976.
2. *Progress in Neuropsychopharmacology*, 1: 235-247, 1977.

ciertas zonas del cerebro. De aquí salió la idea de evaluar los efectos de suplementos de acetil-L-carnitina en la enfermedad de Alzheimer, que se caracteriza por un déficit en acetilcolina. En un estudio controlado en doble ciego que se desarrolló entre 1987 y 1989,[1] investigadores italianos suministraron diariamente 2 g de acetil-L-carnitina a 63 enfermos, mientras que otros 67 recibían un placebo. Los tes indicaron que la ingestión de acetil-L-carnitina retrasaba de forma significativa el avance de la enfermedad. Otro estudio realizado también en Italia en 481 personas de edad muy avanzada[2] a las que se suministró acetil-L-carnitina a razón de 1.500 mg al día durante varios días, después de una fase de 30 días de placebo y antes de una nueva fase de placebo del mismo período. La acetil-L-carnitina reveló que su memoria había mejorado significativamente, así como la calidad de su relación con el entorno, la estabilidad emocional y el ánimo. Estos efectos favorables persistieron después de dejar el tratamiento.

Diversos estudios en animales demostraron una clara mejora en su memoria y en su actividad.[3]

VASOPRESINA

Atención: precauciones en su administración.

Consultar la ficha de la página 316.

La vasopresina bajo la forma de Vasopresina Sandoz® es rápidamente absorbida por las mucosas nasales y circula con rapidez hacia el cerebro. Este fenómeno es tan rápido que se

---

1. *Neurology*, 41: 1726-1732, 1991.
2. *Drugs Under Experimental and Clinical Research*, 20: 169-176, 1994.
3. *Neurobiology of Aging*, 11: 499-506, 1990.

han podido observar resultados en menos de un minuto. Estas propiedades hacen que este medicamento se utilice con frecuencia en situaciones que requieren el aprendizaje de gran cantidad de información (aprendizaje de un nuevo idioma) y en la época de preparación de exámenes, en particular cuando se deben almacenar conocimientos en poco tiempo.

En un estudio,[1] el doctor Philip Gold, del National Institute of Mental Health (Estados Unidos), examinó los efectos de la arginina vasopresina (una forma farmacológica de la vasopresina) y los de un placebo en las funciones de aprendizaje y memorización en 6 estudiantes con buena salud. Los estudiantes pudieron retener secuencias más largas de palabras después de recibir la vasopresina. Sin embargo, no todos los estudios con la vasopresina fueron positivos.

Las dosis aconsejadas prescritas por los médicos en circunstancias precisas son de 15 a 30 UI al día, durante 3 a 7 días.

PIROGLUTAMATO
Atención: precauciones en su administración.
Consultar la ficha de la página 302.

Esta sustancia natural pasa al cerebro, donde estimula las funciones cognitivas. Los estudios realizados hasta el momento han sido en personas mayores que sufrían déficit de memoria. En algunas de ellas, el piroglutamato ha sido eficaz pasados los 60 días de tratamiento para la memoria verbal.[2] El piroglutamato también ha dado resultados positivos en el tra-

---

1. *Science,* 211: 601-603, 1981.
2. *Fundamental and Clinical Pharmacology,* 4: 169-173, 1990.

tamiento de los déficit amnésicos debidos al abuso de alcohol. En los animales, el piroglutamato mejoró la memoria y el aprendizaje.

Las dosis aconsejadas prescritas por los médicos en circunstancias precisas son de 500 a 1.000 mg al día (arginina piroglutamato) durante 2 a 3 semanas.

PRENENOLONA

 Atención: precauciones en su administración.
Consultar la ficha de la página 304.

Esta hormona es la precursora de otras hormonas, entre ellas la DHEA. Es interesante porque sin presentar ningún efecto tóxico conocido, estimula la memoria.

Según un estudio realizado en 1992,[1] la administración de prenenolona a bajas dosis en las ratas se tradujo en una mejora significativa de la memoria a corto plazo (aprendizaje).

En este estudio, diversas ratas, colocadas en un laberinto en forma de T, tenían 5 segundos para encontrar su camino antes de que sonara una campana. Si fracasaban (es decir, si encontraban el camino pasados 5 segundos), recibían un estímulo eléctrico.

Los investigadores inyectaron una hormona esteroide o un placebo a varias ratas. Resultados: la inyección de esteroides permitió a las ratas encontrar su camino después de 5 o 6 intentos. Pero de todos los esteroides inyectados, la prenenolona fue el único cien veces más eficaz que los otros a igual dosis. Según el doctor Eugene Roberts, que lleva años estu-

---

1. *Proceeding of the National of Sciences of The USA*, 98: 1567-1571, 1992).

diando la prenenolona, esta hormona sería «uno de los agentes proamnésicos más potentes descubiertos hasta la actualidad». Actualmente, el mecanismo de acción de los esteroides sobre la memoria y el aprendizaje está debatiéndose. Este estudio sirve de punto de partida para el uso de suplementos de prenenolona en ciertos medios para mejorar la memoria inmediata y el aprendizaje. La prenonelona presenta las ventajas de ser barata, pero sus efectos sobre la memoria humana no han sido aún evaluados de forma rigurosa.

Para cubrir esta laguna, el neurólogo Bruce Miller (Universidad de California, Los Ángeles) realiza estudios sobre pacientes afectados por la enfermedad de Alzheimer y en persona mayores con buena salud, pero con problemas de memoria.

En caso de utilizar la prenenolona es aconsejable el control médico.

Las dosis aconsejadas prescritas por los médicos en circunstancias precisas son de 10 a 50 mg al día, durante 2 a 3 semanas.

FENOZOLONA
Atención: precauciones en su administración.
Consultar la ficha de la página 266.

La fenozolona es similar a las anfetaminas. Estimula la liberación de la dopamina y de la noradrenalina, que son los neurotransmisores de la vigilia y el aprendizaje. En el ser humano, la fonozolona mejora los resultados en los tests de memoria de palabras y cifras. Esta sustancia, utilizada con precaución, sólo puede tomarse en cortos períodos (2 a 3 semanas como máximo) por sus posibles efectos secundarios (ansiedad) y el riesgo de dependencia. Asimismo, las contraindicaciones son numerosas.

Las dosis aconsejadas prescritas por los médicos en circunstancias precisas son de 20 a 30 mg al día en 2 tomas matinales, en curas discontinuas.

2. Sustancias utilizadas para mejorar la memoria a largo plazo

Además de las sustancias presentadas hasta el momento que afectan a la codificación, las siguientes moléculas favorecen el almacenaje y el recuerdo de la información.

FOSFATIDILSERINA

 Atención: precauciones en su administración.
Consultar la ficha de la página 268.

En un estudio,[1] 149 personas de más de cincuenta años, que presentaban problemas de memoria vinculados al envejecimiento normal del cerebro, recibieron 300 mg de fosfatidilserina diariamente durante 3 meses, o un placebo. Los participantes que tomaron fosfatidilserina vieron cómo su memoria mejoraba en un 15 % de media. Según el autor del estudio, el doctor Thomas Crook (Bethesda, Maryland) «estos resultados sugieren que la fosfatidilserina puede retrasar en unos doce años el declive amnésico normal».

1. *Psychopharmacology Bulletin*, 28: 61-66, 1991.

Otro estudio,[1] realizado en personas de más de sesenta y cinco años afectadas de problemas cognitivos de moderados a graves, experimentaron una mejora significativa del comportamiento y de las facultades intelectuales con 300 mg de fosfatidilserina al día durante 6 meses. Los participantes representaban a la población mayor que frecuenta la consulta médica. En otro estudio,[2] los beneficios de la fosfatidilserina permanecían 30 días después de dejar el tratamiento.

Las dosis aconsejadas prescritas por los médicos en circunstancias precisas son de 100 a 300 mg al día, durante 4 a 24 semanas.

ÁCIDO ALFA-LIPOICO

 Atención: precauciones en su administración.
Consultar la ficha de la página 229.

Según estudios realizados en animales, el ácido alfa-lipoico podría mantener las funciones de memorización a largo plazo, que declinan con la edad. El ácido alfa-lipoico ha sido probado en una especie concreta de rata, cuya memoria se degrada con la edad. En relación a otros animales que no habían recibido el ácido alfa-lipoico, los animales tratados vieron cómo sus funciones cognitivas mejoraron. Estos trabajos aún no han sido confirmado en estudios controlados en el ser humano.

Las dosis aconsejadas prescritas por los médicos en circunstancias precisas son de 100 mg al día, durante 4 a 12 semanas.

---

1. *Aging,* 5: 123-133, 1993.
2. *Clinical Trials Journal,* 24: 94-98, 1987.

MECLOFENOXATO

 Atención: precauciones en su administración.
Consultar la ficha de la página 290.

La ingestión regular de meclofenoxato puede prevenir el deterioro de las facultades mentales, sobre todo en las personas mayores, y estimular la memoria.

Uno de los más destacables efectos de esta molécula es estimular el uso de la glucosa por el cerebro, lo que activa las funciones vitales de las neuronas. De este modo, produce un efecto regenerador sobre las sinapsis, lo que mejora la transmisión de las señales de memoria y aprendizaje.

En un estudio de doble ciego,[1] realizado en 76 personas mayores que sufrían problemas en sus funciones intelectuales, el meclofenoxato permitió el almacenaje de informaciones nuevas en forma de memoria a largo plazo. Varios participantes experimentaron también un aumento del nivel de viveza mental.

Las dosis aconsejadas prescritas por los médicos en circunstancias precisas son de 1.000 a 3.000 mg al día, durante 2 a 3 semanas.

DEHIDROERGOTOXINA

 Atención: precauciones en su administración.
Consultar la ficha de la página 261.

Varios estudios sugieren que la dehidroergotoxina mantiene o mejora las funciones de memorización que se deterioran

---

1. *Age and Aging,* 6: 123-131, 1977.

con la edad. La dehidroergotoxina estimula el conjunto del sistema colinérgico, implicado en el aprendizaje y en la retención de la información. Un estudio realizado en 148 personas mayores voluntarias demostró que después de 3 años de un tratamiento con dehidroergotoxina, el producto era bien tolerado y que mantenía sus funciones intelectuales.

Las dosis aconsejadas prescritas por los médicos en circunstancias precisas son de 4,5 a 5 mg al día, durante 3 a 12 semanas.

BROMOCRIPTINA

 Atención: precauciones en su administración.
Consultar la ficha de la página 242.

Un reciente estudio[1] demostró que la bromocriptina está implicada en las formas de memorización que activan el sistema dopaminérgico. Este estudio de doble ciego se realizó en 8 mujeres premenopáusicas, con buena salud. Se les suministró o bien un placebo o bien 2,5 mg de bromocriptina antes de someterlas a un test de memoria visual. La bromocriptina no tuvo efecto sobre la memoria inmediata, pero mejoró el 44 % de las respuestas con 8 segundos de espera.

Las dosis aconsejadas prescritas por los médicos en circunstancias precisas son de 2,5 mg al día, durante 3 a 6 semanas.

---

1. *The Physician's Guide to Life Extension Drugs*, Life extension Foundation, Hollywood, Florida, USA, p. 103-108j, 1994.

VASOPRESINA

 Atención: precauciones en su administración.
Consultar la ficha de la página 316.

Estudios clínicos realizados en Estados Unidos y en Europa demostraron que la vasopresina estimula al mismo tiempo la memoria a corto plazo y la memoria a largo plazo en personas que presentan déficit y en persona sanas.

El doctor David de Wied, de la Universidad de Utrecht, en los Países Bajos, estableció, en 1965, el papel de la vasopresina en la memoria y en el aprendizaje a partir de experiencias en animales. En 1969, De Wied explicó que la vasopresina mejora la memoria a largo plazo y juega un importante papel en el proceso del recuerdo.

Otros estudios realizados por De Wied demostraron que la vasopresina administrada a cobayas facilita la memorización, proporciona una actitud positiva de aprendizaje activo, protege contra las pérdidas de memoria debidas a problemas físicos o químicos y restablece la memoria en los amnésicos y en los deficientes mentales congénitos. Después se han realizado diversos experimentos clínicos para comprender mejor el potencial de la vasopresina.

Para el doctor Legros (Universidad de Liège, Bélgica), la vasopresina puede mejorar la atención y restaurar el déficit amnésico vinculado a la edad. El médico belga suministró vasopresina (16 UI al día durante 3 días) a 12 personas mayores entre cincuenta y sesenta y cinco años, mientras que otras 11 tomaban un placebo. Todos los participantes fueron sometidos a una batería de tests destinados a evaluar la capacidad de aprendizaje y la memoria antes y después del tratamiento.

Los resultados de este estudio en doble ciego[1] demostraron que el grupo que tomaba la vasopresina obtenía mejores resultados que el grupo de control en los tests de atención, de concentración, de tiempos de reacción y de memoria visual y verbal.

Las dosis aconsejadas prescritas por los médicos en circunstancias precisas son de 15 a 30 UI al día, durante 3 a 7 días.

DHEA

 Atención: precauciones en su administración.
Consultar la ficha de la página 258.

Un estudio realizado en la Universidad de San Francisco encontró que la ingestión de DHEA (30 a 90 mg al día durante 4 semanas) mejoró de forma significativa la memorización en un grupo de personas mayores, de cincuenta y uno a setenta y dos años. Un reciente estudio estableció que la DHEA aumentó la liberación de acetilcolina (el mensajero químico de la memoria) en las neuronas de la región del hipocampo.[2]

Las dosis aconsejadas prescritas por los médicos en circunstancias precisas son de 30 a 75 mg al día, durante 3 a 6 semanas.

---

1. *Lancet*, 1: 41-42, 1978.
2. *Brain Research*, 733: 284-286, 1996.

3. Sustancias utilizadas para luchar contra la amnesia

VASOPRESINA

 Atención: precauciones en su administración.
Consultar la ficha de la página 316.

Los efectos de la vasopresina en la memoria humana se han evaluado en pacientes que sufrían amnesia postraumática o debida a alcoholismo. Los resultados de estos experimentos fueron sorprendentes.

Médicos del Hospital Clínico de San Carlos (Madrid), explicaron los casos de tres pacientes amnésicos a consecuencia de sendos accidentes de coche, y que superaron su problema gracias a la vasopresina. Un hombre de treinta y cinco años no tenía ningún recuerdo de su pasado reciente ni tampoco de sus años de juventud. También sufría depresión después del accidente. Recibió 30 UI de lisina vasopresina en espray nasal cada día durante 10 días, además 15 UI como continuación. Sólo 5 días después de iniciar el tratamiento, el ánimo de este paciente mejoró de forma considerable. Además, poco a poco recuperó su memoria: 28 días después de iniciar el tratamiento, había recuperado la memoria por completo.[1]

La administración de vasopresina ha proporcionado importantes progresos en poco tiempo. Algunos incluso mostraron signos de curación horas después de recibir la primera dosis de vasopresina.

---

1. *Lancet*, 1: 42, 1978.

Las dosis aconsejadas prescritas por los médicos en circunstancias precisas son de 15 a 30 UI, durante 5 a 10 días.

ACETIL-L-CARNITINA

 Atención: precauciones en su administración.
Consultar la ficha de la página 225.

Estudios realizados en ratas, no comprobados en el ser humano, hacen pensar que la ALC podría ser beneficiosa en el tratamiento de ciertas amnesias.

Las dosis aconsejadas prescritas por los médicos en circunstancias precisas son de 500 a 2.000 mg al día, durante 1 a 6 semanas.

Los psicoactivos

CI – creatividad – concentración
– vivacidad – coordinación

Es difícil definir qué es la inteligencia. En 1923, Edwin Boring, un psiquiatra de Harvard, respondió de forma algo provocadora diciendo que «la inteligencia es la capacidad de superar un test de inteligencia. La inteligencia es lo que se evalúa por el test». Pero se ignora si los tests actuales miden realmente la inteligencia. La aptitud de concentrarse, la rapidez con que el cerebro asocia las informaciones, la agilidad verbal, la capacidad para resolver problemas, el razonamiento lógico, todo ello interviene en lo que denominamos inteligencia. Pero existen otras dimensiones de inteligencia que no pueden medirse concretamente en un test, como el sentido de la relación, el ambidextrismo manual, la creatividad artística.

Hace tiempo que se consideraba que la inteligencia se adquiría de una vez para siempre. Hace pocos años, en la época del «todo-genética», nada hacía dudar a los investigadores que la herencia influía de manera aplastante en la inteligencia.

EL TRIUNFO DE LA HERENCIA

Los estudiosos de los genes se mostraron preocupados por la euforia desencadenada después de la publicación de los resultados del célebre Minnesota Study of Twins. Iniciado en 1979 por Thomas Bouchard de la Universidad de Minnesota (Minneapolis), el estudio seguía la evolución de personalidad de más 100 mellizos que habían sido separados de sus padres poco después de su nacimiento y crecieron en hogares diferentes. En octubre de 1990, la revista *Science* publicó con detalle el resultado. Resaltaba que la genética contribuía casi con el 70 % a la formación del CI de los individuos.

Bouchard destacó que estos resultados «cuestionaban las teorías psicológicas más admitidas sobre el origen de las diferencias individuales en las aptitudes, la personalidad, los centros de interés y la aptitud social». Los investigadores de Minneapolis habían encontrado una explicación genética a los rasgos heteróclitos que definían la creencia religiosa, la propensión a divorciarse, la preferencia política, la práctica deportiva, el tiempo de reacción o la satisfacción por el trabajo.

Entre 1979 y 1990, el equipo de Minnesota publicó en la prensa internacional los «espectaculares» descubrimientos que les habían proporcionado los individuos estudiados. Hubo el caso de dos mellizos que tenían el mismo nombre (Jim), sus esposas se llamaban Linda, se habían separado, se habían juntado de nuevo con dos mujeres llamadas Betty, y ambos habían llamado a su perro Toy. Otros dos hermanos habían sido ambos bomberos y bebían la misma marca de cerveza (Budweiser). Dos hermanas llevaban el mismo número de anillos (7) y habían bautizado a sus hijos, una Richard Andrew y la otra Andrew Richard.

Pero Leon Kamin, un psicólogo de Northeastern University, detectó graves fallos en el estudio de Minnesota. Diversos mellizos que se decía habían crecido separados, muchas veces eran criados por miembros de una misma familia o por familias del mismo barrio. Según él, varios mellizos se habían encontrado antes de iniciarse el estudio.

HERENCIA Y ENTORNO: EL JUSTO EQUILIBRIO

Incluso los más acérrimos críticos del estudio de Minnesota no niegan que los genes juegan un papel fundamental en el desarrollo de la inteligencia.

A este respecto, uno de los estudios más interesantes es obra de los investigadores franceses Christiane Capron y Michel Duyme, del CNRS. Se interesaron en niños adoptados y analizaron el impacto del estatus económico y social (EES) de las familias biológicas y de adopción sobre su CI. Los resultados, publicados en la revista *Nature* el 17 de agosto de 1989, demostraron que el CI de los niños nacidos de familias biológicas con un EES alto era superior en 15 puntos al de los niños criados en familias con EES bajo, una clara indicación de la influencia biológica.

En el mismo estudio, se demostró que cuando son adoptados por una familia EES alta o por una con un EES bajo, los niños demostraron un CI superior en 12 puntos, una clara demostración del impacto del entorno.

En otro estudio, realizado en 1976 por John Loehlin, de la University of Texas (Austin), demostró que los genes contribuían menos de la mitad a las diferencias en la personalidad de los mellizos.

Actualmente, los principales investigadores coinciden en considerar que los genes y el medio influyen a partes iguales y en sinergia en su efecto sobre la inteligencia, aunque el mecanismo sea poco conocido.

Es falso seguir creyendo que todos partimos de las mismas posibilidades, y también es falso pensar que las características únicas de un niño describen o limitan su potencial, sino que definen el tipo de entorno necesario para su desarrollo.

Por ello, no podemos hablar de fatalismo biológico. Cuando hablamos de influencia del entorno en la inteligencia, nos referimos, sobre todo —y sin miedo a equivocarnos— al entorno psicológico, el apoyo afectivo o intelectual.

EL PESO DE LAS ESTIMULACIONES INTELECTUALES

El doctor Marian Diamond, neuroanatomista de la Universidad de California (Berkeley), demostró, en una serie de experimentos, que las ratas criadas en un entorno estimulante tenían un cerebro más grande que las que se dejaban a su aire. Las ratas constituyen un buen modelo de estudio, porque sus cerebros son similares al nuestro. Marian Diamond crió ratas en condiciones muy diferentes. Algunas crecieron en una caja aislada, con ningún estímulo externo, aparte de la llegada de la comida. Otras vivían en un entorno normal. Las últimas podían cada día esparcirse en una especie de patio de recreo con laberintos para explorar y juguetes.

Estas ratas tenían una memoria superior a las otras. Incluso estaban más alerta en el terreno intelectual. Resolvían los problemas que se les planteaban con más rapidez. Resumiendo, eran más inteligentes.

LA BIOQUÍMICA DE LA INTELIGENCIA

Si un entorno estimulante, nuevas experiencias agudizan la inteligencia, favoreciendo la síntesis de nuevas células y nuevas conexiones, podríamos asegurar que las sustancias que ingerimos también pueden mejorar el funcionamiento intelectual, porque permiten que el cerebro fabrique más neurotransmisores o porque estimulan el crecimiento biológico de las ramificaciones.

Así, los niños prematuros alimentados con leche materna hacia la edad de ocho años presentan un CI superior en 8 puntos a los niños prematuros alimentados artificialmente, ya que la leche materna contiene más nutrientes psicoactivos que la leche artificial. Algunos investigadores han constatado diferencias similares entre grupos de niños nacidos a término del embarazo, según su tipo de alimentación.[1]

Como veremos a continuación, alimentos tan anodinos como las vitaminas pueden mejorar (incluso de forma espectacular) los resultados de los tests de CI.

1. Sustancias utilizadas para estimular la inteligencia medida en los tests de CI

VITAMINAS C Y B

 Atención: precauciones en su administración.
Consultar la ficha de la página 318.

A principios de los años ochenta, en Estados Unidos circulaba la idea que existe una relación entre alimentación y comportamiento violento. En una conocida experiencia,[2] el doctor Stephen Schoenthaler, de la Universidad de California (Turlock), comprobó que mejorando la calidad nutritiva de la alimentación más de un millón de niños experimentaron claras mejoras en los episodios violentos y sus notas mejoraban

---

1. *Lancet,* 339: 261-264, 1992.
2. *International Journal of Biosocial Research,* 8: 185-195, 1986.

en un 16 %. La bioquímica sugería que estas mejoras podían atribuirse a las vitaminas. Faltaba comprobar esta hipótesis en condiciones experimentales.

En 1988, un equipo de investigadores californianos dirigidos por Schoenthaler publicó los resultados de un estudio que demostraba que un simple suplemento vitamínico y mineral aumentaba en una media de 6 puntos el CI de los escolares. En el otro lado del Atlántico, investigadores británicos, dirigidos por el doctor David Benton (University College, Swansea), llegaban al mismo tiempo a las mismas conclusiones.[1]

En 1991, Steven Schoenthaler reproducía su estudio con un grupo más importante de alumnos (615). Los niños fueron distribuidos al azar en cuatro grupos. El primer grupo recibía un placebo (píldora sin efecto). El segundo un suplemento de vitaminas y minerales que aportaba la mitad de los aportes aconsejados (este aporte se destinaba a equilibrar el estatus minero-vitamínico de los niños al nivel de los aportes aconsejados, teniendo en cuenta su alimentación). El tercer grupo recibió un suplemento que suministraba el 100 % de los aportes aconsejados. Por último, el cuarto grupo recibió una píldora que aportaba el 200 % de los aportes aconsejados. El estudio se concibió sobre el principio del triple ciego (ni los niños, ni los médicos ni quienes realizaban los tests sabían qué grupo tomaba qué suplemento).

Al mismo tiempo, David Benton dirigía en el País de Gales un estudio similar en niños de seis años.

Los resultados de ambos estudios[2][3] fueron publicados en 1991. Demostraron que el grupo que había recibido los suplementos del 100 % habían visto aumentar su CI en 3,7.

---

1. *Lancet*, 1: 140-143, 1998.
2. *Personality and Individual Differences*, 12: 351-362, 1991.
3. *Personality and Individual Differences*, 12: 1151-1158. 1991.

EL HOMBRE QUE AUMENTABA EL CI DE LOS NIÑOS

En el mes de marzo de 1991, la BBC invitó a Stephen Schoenthaler a divulgar los resultados de un experimento que acababa de concluir sobre el CI de un grupo de escolares, y comentar una experiencia similar realizada en el mismo momento en el País de Gales. Ante millones de estupefactos espectadores, explicó que ambos estudios llegaron a idénticas conclusiones: los suplementos de vitaminas elevaron en un 3,7 puntos de media el CI de los niños tratados. «El resultado ha sido increíble. Las personas se han volcado sobre los suplementos», comentó el doctor Schoenthaler. La primera semana después de la emisión, los británicos gastaron miles de millones de libras en la compra de vitaminas. Este frenesí se acompañó de una campaña publicitaria dirigida por Vitachieve, el fabricante de las vitaminas utilizadas en el estudio californiano.

El acontecimiento se convirtió en tema de estado. «Estos dos estudios fueron una afrenta para las instituciones médicas británicas, que siempre habían insistido en que la alimentación aportaba todo lo necesario», juzga Stephen Schoenthaler.

La polémica aumentó cuando la Corona británica anunció que iniciaría un proceso contra Vitachieve, acusándola de publicidad engañosa. En un primer momento, el acto de acusación se basó en que un suplemento vitamínico no puede aumentar el CI de un niño. Contratado por Vitachieve, Stephen Schoenthaler preparó un documento de 200 páginas para probar lo contrario. Pero el día del proceso llegó la sorpresa. «Al llegar a California supe que la acusación había modificado los cargos. Ya no se trataba del CI de un niño sino de la mayoría de niños». La defensa no se sostenía. Por haber omitido precisar que sus vitaminas pueden aumentar el CI sólo de ciertos niños, Vitachieve fue condenada a pagar la suma de... 1.000 libras.

En la actualidad, Stephen Schoenthaler anuncia la publicación de un análisis basado en 12 estudios. Otros tres estudios se publicarán en breve. En cuanto a Vitachieve, la sociedad debe juzgar.

puntos de media. Un tercio de los niños experimentó un aumento de hasta 10 puntos. Esta cifra representa la diferencia media entre el CI de un universitario y el de un individuo medio. Revelados por la BBC estos resultados desencadenaron en Gran Bretaña una gran polémica, que aún sigue vigente. Estos estudios, por controvertidos que sean, no son sorprendentes. El vínculo entre nutrición y desarrollo intelectual ha sido explorado desde principios de siglo. Desde hace tiempo se sabe que una carencia de yodo provoca un retraso mental denominado cretinismo. En los años setenta, estudios realizados en roedores demostraron que ligeros déficits en proteínas, vitaminas y minerales enlentecían el desarrollo intelectual. El cerebro humano se desarrolla hasta los tres años, pero el funcionamiento intelectual, sobre todo la inteligencia «fluida» o no verbal, depende durante toda la infancia de la capacidad de aprender, de conectar entre varias regiones del cerebro, de retener información, de restituirla, de transmitir los mensajes sin que se alteren, de reaccionar positivamente al estrés, etc. Estas funciones dependen de una serie de reacciones bioquímicas que dependen de la presencia (sin limitación) de las sustancias aportadas por la alimentación.

¿Cuáles son estas sustancias?

— Las vitaminas B3, B6 y C están implicadas en la síntesis del neurotransmisor cerebral necesario para la concentración y la vigilia, la noradrenalina.

— La vitamina B1 participa en la síntesis de la acetilcolina, el neurotransmisor de la memoria. Actúa también como mensajero químico de la memoria.

— La vitaminas B9, B12 y B6 son necesarias para la síntesis de dos neurotransmisores y son responsables de la calidad de los fosfolípidos membranosos. Juegan un importante papel en la eficacia de la transmisión de las señales.

— Tasas bajas de estas vitaminas, sin entrar ya en una carencia, se traducen en un descenso global de la actividad, de la concentración, de la memorización y de los comportamientos sociales, así como en un incremento de la vulnerabilidad hacia el estrés. Entre estas personas, la administración de suplementos mejora la mayoría de estos parámetros.[1]

En una época prevaleció la idea de que la alimentación de los países industrializados aportaba todos los elementos necesarios para un óptimo desarrollo intelectual. Actualmente se sabe que esto es falso para importantes grupos de población. En estudios recientes se ha establecido que existen déficits en aporte vitamínico.[2]

— Para la vitamina B1: 43 a 80 % de los hombres, 69 a 80 % de las mujeres no recibían los aportes aconsejados;

— Para la vitamina B3: 49,5 % de los hombres, 49,3 % de las mujeres;

— Para la vitamina B6: 67,5 a 80 % de los hombres, 90 a 92 % de las mujeres;

— Para la vitamina B9: 40 a 90 % de los hombres, 50 a 90 % de las mujeres;

— Para la vitamina C: 25 a 60 % de los hombres, 15 a 60 % de las mujeres.

Uno de estos tres estudios, conocido como Val-de-Marne, demuestra que entre los dos y los diez años, de un 10 a un 20 % de los niños no reciben los aportes aconsejados de vitamina B1, un 40 % de vitamina B6 y de un 30 a un 40 % de vitamina B9. Estos datos epidemiológicos son coherentes con los resultados realizados por Schoenthaler y Benton: la mejora del CI afecta a un tercio de los escolares que reciben suplementos de vitaminas y minerales. Tal como indican los datos, un ter-

---

1. *Annals of the New York Academy of Sciences,* 669: 352-257, 1992.
2. Souccar, Curtay: *Le Nouveau Guide des Vitamines,* Seuil, París, p. 10-11, 1996.

cio de los niños no recibe las cantidades de vitaminas y minerales aconsejadas, que les permitirían funcionar correctamente. Por lo tanto, parece cierto que mejorando la alimentación de los niños, sobre todo en el medio escolar, se obtendrían claros beneficios en el funcionamiento cerebral. Esto puede conseguirse eligiendo mejor los alimentos y tomando a diario un suplemento de vitaminas y minerales.

Las dosis aconsejadas prescritas por los médicos en circunstancias precisas son de (complemento minero-vitamínico):
Beta-caroteno: 0,5 a 2 mg, durante varios meses
Vitamina A: 500 a 1.500 UI, durante varios meses
Vitamina E: 5 a 15 UI, durante varios meses
Vitamina C: 30 a 60 mg, durante varios meses
Vitamina B1: 0,5 a 1 mg, durante varios meses
Vitamina B2: 0,5 a 1 mg, durante varios meses
Vitamina B3: 5 a 10 mg, durante varios meses
Vitamina B5: 2 a 5 mg, durante varios meses
Vitamina B6: 0,5 a 2 mg, durante varios meses
Vitamina B8: 25 a 100 mcg, durante varios meses
Vitamina B9: 100 a 200 mcg, durante varios meses
Vitamina B12: 1,5 a 2 mcg, durante varios meses
Calcio: 50 a 100 mg, durante varios meses
Magnesio: 5 a 50 mg, durante varios meses
Zinc: 2 a 10 mg, durante varios meses

COLINA O LECITINA

 Atención: precauciones en su administración.
Consultar la ficha de la página 250.

Esta casi-vitamina es indispensable para el desarrollo del cerebro y para su correcto funcionamiento, ya que participa en la síntesis del neurotransmisor acetilcolina.

El feto, el recién nacido el niño necesitan un aporte sustancial de colina, lo que explica que las leches artificiales actuales sean enriquecidas con colina. Un experimento realizado en animales[1] ilustra la importancia de la colina en el desarrollo cerebral. Las ratas nacidas de madres suplementadas con colina, durante el embarazo y la lactancia, obtienen resultados superiores en un 10 a un 20 % a los otros animales no suplementados cuando son sometidos a tests de inteligencia y memorización. Al envejecer, continúan comportándose como jóvenes adultas, en el terreno intelectual.

En la actualidad, la alimentación de las madres jóvenes es cada vez más pobre en colina, ya que evitan los alimentos grasos o los huevos que son importantes fuentes de colina. Cuando los niños tienen edad de empezar a ingerir alimentos sólidos, los padres les proporcionan un régimen alimenticio similar al suyo, es decir, pobre en grasas y rico en proteínas (lo que, parece ser, favorece más tarde la obesidad).

Por ello, tanto el niño como el adulto debe consumir de dos a tres huevos a la semana o ingerir regularmente lecitina.

Las dosis aconsejadas prescritas por los médicos en circunstancias precisas son de:
— Lecitina: 2 cucharadas de café al día, durante varias semanas
— Colina: 500 a 3.000 mg al día, durante varias semanas.

---

1. Prevention: *Food and Nutrition*. Rodale Press, Emmaus, Pennsylvania, USA, p. 256-257, 1993.

<u>DEANOL</u>

Atención: precauciones en su administración.
Consultar la ficha de la página 255.

El deanol fue propuesto en Estados Unidos para el tratamiento de la hiperactividad infantil. En un estudio[1] realizado en 83 chicos y 25 chicas «con problemas», la ingestión de deanol tuvo consecuencias positivas en la actitud de un 76 % de las chicas y un 66 % de los chicos. Los niños que seguían el tratamiento conocieron menos episodios de hiperactividad, mejoró su atención, y en algunos de ellos, aumentó el CI (probablemente por una mejora en la capacidad de aprendizaje).

Las dosis aconsejadas prescritas por los médicos en circunstancias precisas son de 20 a 100 mg al día, durante 3 a 6 semanas.

2. Sustancias utilizadas para estimular la creatividad

<u>ADRAFINIL</u>

Atención: precauciones en su administración.
Consultar la ficha de la página 232.

El adrafinil estimula la imaginación y la creatividad en aquellos artistas, escritores, estudiantes que temporalmente se ven privados de ellas (estrés, ansiedad, episodios depresi-

---

1. *Current Therapeutic Research*, 16, 1238-1242, 1974.

vos). Después de 1 a 3 meses de tratamiento las funciones intelectuales se ven estimuladas, particularmente la formulación de nuevas ideas.

Las dosis aconsejadas prescritas por los médicos en circunstancias precisas son de 600 mg al día, durante 3 a 6 semanas.

PARACETAMOL

 Atención: precauciones en su administración.
Consultar la ficha de la página 300.

Esta molécula facilita el flujo de información entre los hemisferios cerebrales, creando una «superconexión» cerebral. Esta superconexión podría mejorar la creatividad. Esto sería más evidente cuanto más se pudieran integrar las informaciones procedentes de nuestro «cerebro» racional, dejando expresarse a nuestro cerebro «intuitivo».[1] Algunos investigadores, como el doctor Ross Pelton (Baja California), creen que el piracetam responde perfectamente a esta definición y han contribuido a popularizar su uso en los círculos artísticos y científicos estadounidenses.[2]

Las dosis aconsejadas prescritas por los médicos en circunstancias precisas son de 2.400 a 4.800 mg al día, durante 3 a 6 semanas.

1. *Psychopharmacologia,* 46: 93-102, 1976.
2. Pelton: *Mind Food & Smart Pills,* Doubleday, Nueva York, USA, p. 141-142, 1989.

3. Sustancias utilizadas para mejorar la concentración

CAFEÍNA

 Atención: precauciones en su administración.
Consultar la ficha de la página 244.

La cafeína aumenta la acción de la noradrenalina y de la adrenalina y estimula la velocidad de utilización de la información por el cerebro.[1] Un reciente estudio realizado en estudiantes ha demostrado una clara mejoría en la atención y en la viveza de ánimo después de que los participantes consumieran el equivalente a 3 o 4 tazas de café (4 mg/kg de peso).[2]

Las dosis aconsejadas prescritas por los médicos en circunstancias precisas son de 60 a 250 mg al día, durante 3 a 6 semanas.

VITAMINAS DEL GRUPO B

 Atención: precauciones en su administración.
Consultar la ficha de la página 318.

Las vitaminas han sido consideradas desde hace mucho tiempo por los investigadores como sustancias cuyo único interés sería prevenir las enfermedades como el beri-beri o la pelagra. Actualmente se conoce mejor cómo actúan sobre las funciones mentales gracias a los estudios con suplementos lle-

1. *International Journal of Obesity,* 17 (S1): S61-S64, 1993.
2. *Appetite,* 22: 39-55, 1994.

vados a cabo en 1986 por el doctor Dieter Bonke (Laboratorio farmacéutico Merck, Alemania).

Este investigador se interesó por la influencia de las vitaminas B1, B6 y B12 en la concentración. En un estudio de doble ciego contra placebo encontró que suplementos de estos grupos de vitaminas mejoraban de forma espectacular la precisión de un grupo de tiradores de élite. Un primer grupo recibió las tres vitaminas, mientras que un grupo idéntico tomaba un placebo. Durante 2 meses se anotaron los resultados de los participantes. Los resultados demostraron que el grupo que había recibido las vitaminas obtuvo una mejora constante de sus resultados en relación al grupo de control. En el transcurrir del estudio, los organizadores vieron una competición entre ambos grupos (los días 23 y 58). Cada grupo experimentó un claro descenso en la precisión de sus tiros debido al estrés. Sin embargo, este descenso fue menos acusado en el grupo que había tomado vitaminas.

Este estudio demostró de forma incuestionable (doble ciego) que los suplementos vitamínicos del grupo B mejoran ciertos aspectos de las funciones mentales (concentración) y protegen de los efectos indeseables de la adrenalina en situaciones de estrés.

Las dosis administradas eran entre 30 y 300 veces superiores a los aportes aconsejados, pero cantidades inferiores podrían dar los mismos resultados.[1]

---

1. *Bibliotheca Nutritio et Dieta*, 38: 104-109, 1986.

GINSENG

Atención: precauciones en su administración.
Consultar la ficha de la página 275.

El ginseng mejora la circulación sanguínea en el cerebro. Las personas mayores sufren con frecuencia problemas en esta circulación, que les provoca una disminución de sus funciones mentales. En un estudio realizado en Argentina, el 90 % de los pacientes que habían recibido ginseng respondió favorablemente a este tratamiento.

Un estudio realizado en Alemania consideró el efecto del ginseng en las personas mayores. Midió la capacidad del ginseng para mejorar la calidad de los resultados mentales y de la concentración utilizando el test de Kraeplin. Este test es bien conocido por las posibilidades de proporcionar una información fiable sobre el funcionamiento específico del cerebro en las personas mayores. Este test ha permitido obtener datos exactos sobre la actitud de sujetos activos y revelar las mejoras en la concentración, en la capacidad de captar conceptos abstractos.[1]

Diversos estudios indican que el ginseng puede mejorar los resultados mentales en personas con buena salud. Uno de estos estudios fue dirigido por el Comité Farmacológico del Ministerio de Sanidad de la URSS.[2] Se realizó un test en un grupo de operadores de telégrafos para los cuales la concentración, la coordinación y la resistencia física eran necesarias. Después de tomar ginseng durante 30 días, presentaron una mejora en la coordinación de reflejos y una mejor resistencia.

1. *Proceedings of the Singapore Internationa Gerontological Symposium,* p. 199-206, 1977.
2. Brekhman: *Eleutherococcus and Other Adaptogens among the Far Eastern Plants,* Far Eastern Publishing House, Vladivostock, p. 179-184, 1996.

Las personas estudiadas tuvieron menos errores y se concentraron mejor.

Las dosis aconsejadas prescritas por los médicos en circunstancias precisas son de 100 a 300 mg al día, durante 2 a 4 semanas.

DEANOL

 Atención: precauciones en su administración.
Consultar la ficha de la página 255.

Según un estudio clínico[1] de doble ciego contra placebo, realizado en personas jóvenes con buena salud, el deanol mejoró la capacidad de concentrarse, seguir una conferencia estudiar un texto, sin efectos secundarios. Los participantes que habían recibido deanol también observaron que tenían las ideas más claras desde el despertar.

La mayoría notaron que su ánimo mejoraba. Algunos notaron también una mayor tolerancia a las bebidas alcohólicas (menos resaca y dolor de cabeza).

Las dosis aconsejadas prescritas por los médicos en circunstancias precisas son de 20 a 200 mg al día, durante 3 a 6 semanas.

ACETIL-L-CARNITINA

 Atención: precauciones en su administración.
Consultar la ficha de la página 225.

La ALC es una sustancia natural muy importante para un correcto funcionamiento del cerebro. Cuando se toman suple-

---

1. *Clinical Pharmacology and Therapeutics*, 1: 303-310, 1960.

mentos de carnitina o ALC, el organismo evita recurrir a sus reservas de metionina, ya que este aminoácido sirve para fabricar carnitina. Ahora bien, la metionina presenta dos particularidades.

En primer lugar, es necesaria para la síntesis de los neurotransmisores implicados en la atención y la vigilia. En segundo lugar, es ingerida en cantidades insuficientes por la alimentación para hacer frente a las crecientes necesidades a causa de la contaminación, el estrés y la toma de medicamentos.

Diversos estudios[1] han constatado una mejora del comportamiento con suplementos de ALC.

Las dosis aconsejadas prescritas por los médicos en circunstancias precisas son de 500 a 1.500 mg al día, durante 3 a 12 semanas.

DEHIDROERGOTOXINA

 Atención: precauciones en su administración.
Consultar la ficha de la página 261.

La dehidroergotoxina mejora la atención en las personas jóvenes con buena salud, según se desprende de un estudio realizado durante dos semanas, en el transcurso de las cuales 10 voluntarios tomaron 12 mg (una dosis alta) de dehidroergotoxina al día. Esta dosis fue bien tolerada. Una batería de tests permitió llegar a la conclusión de que efectivamente mejoraba la atención.[2]

Las dosis aconsejadas prescritas por los médicos en circunstancias precisas son de 2,5 a 5 mg al día, durante 2 a 4 semanas.

---

1. *Drugs under Experimental and Clinical Research,* 20: 169-176, 1994.
2. *Aging,* 23: 31-322, 1983.

4. Sustancias utilizadas para mejorar el ánimo

Aunque el despertar y la atención estén bajo la influencia de varios neurotransmisores cerebrales, la noradrenalina es el más importante. Varios estudios han demostrado que ésta se encuentra interviene en el control de la atención y de la vigilia.[1]

GINKGO BILOBA
Atención: precauciones en su administración.

Consultar la ficha de la página 272.

El ginkgo parece ser eficaz para aumentar el ánimo, según se desprende de un estudio en doble ciego realizado en voluntario jóvenes con buena salud. Los efectos más destacables fueron obtenidos a dosis diarias entre 240 y 600 mg.[2]

En otro estudio realizado en personas mayores que sufrían deterioro en sus funciones mentales, los investigadores observaron que el ginkgo aumentó el ritmo de las ondas alfa del cerebro que son un reflejo de la atención. Los aparatos indicaban paralelamente una disminución del ritmo de las ondas teta, las frecuencias más lentas del cerebro asociadas a falta de concentración. Pasadas tres semanas fue clara una mejora significativa de la vivacidad mental, que continuó durante los 3 meses que duró el estudio.[3]

---

1. *Nature*, 380: 291, 1996.
2. *La Presse Médicale*, 15 (31), 1986.
3. *La Presse Médicale*, 15 (31), 1986.

Las dosis aconsejadas prescritas por los médicos en circunstancias precisas son de 240 a 600 mg al día, durante 2 a 4 semanas.

PARACETAMOL

Atención: precauciones en su administración.
Consultar la ficha de la página 300.

Estudios realizados en animales[1] sugieren que este medicamento mejora la comunicación entre ambos hemisferios cerebrales. Esta comunicación debe ser óptima para que la actividad mental sea máxima. En estas condiciones, el cerebro es capaz de integrar y generar un importante flujo de información. El paracetamol ha sido evaluado por sus efectos sobre la vivacidad mental. Por ejemplo, la edad conlleva una disminución de los reflejos, y sobre todo de los necesarios para conducir. Investigadores de la Universidad de Colonia experimentaron si el paracetamol mejoraba la capacidad de reacción de 101 automovilistas mayores. En un estudio de 6 semanas de doble ciego, el paracetamol permitió mejorar en más de un 7 % la puntuación en la observación de señales visuales.[2]

Las dosis aconsejadas prescritas por los médicos en circunstancias precisas son de 2.400 a 4.800 mg al día, durante 3 a 6 semanas.

---

1. *Psychopharmacologia,* 46: 93-102, 1976.
2. *Pharmacopsychiatry,* 24: 121-126, 1991.

ADRAFINIL

 Atención: precauciones en su administración.
Consultar la ficha de la página 232.

El adrafinil es un psicoestimulante que potencia la vigilancia intermedia de los receptores adrenérgicos alfa-1, que responden a la noradrenalina. El adrafinil químicamente está próximo al modafinil probados por la armada francesa por sus efectos antisueño. El adrafinil ha sido estudiado en enfermos de Alzheimer y en personas normales. La ingestión de adrefinil, a diferencia de las anfetaminas, no parece ir acompañada de ansiedad.

Las dosis aconsejadas prescritas por los médicos en circunstancias precisas son de 600 a 1.200 mg al día, durante 2 a 3 semanas.

5. Sustancias utilizadas para mejorar la coordinación y los reflejos

ACETIL-L-CARNITINA (ALC)

 Atención: precauciones en su administración.
Consultar la ficha de la página 225.

Un estudio italiano de 1992 evaluó los efectos de los suplementos de acetil-L-carnitina sobre los reflejos, la atención y la coordinación de 17 voluntarios hombres y mujeres. Cada persona recibió 1.500 mg de ALC al día durante 30 días. Se practicaron diversos tests antes de la toma de ALC con un aparato similar a un videojuego especial para evaluar el nivel de atención, la coordinación ojos-manos y los reflejos. Los reflejos aumentaron en el grupo tratado y el tiempo de ejecución fue de 3 a 4 veces menor.[1]

Las dosis aconsejadas prescritas por los médicos en circunstancias precisas son de 1.500 mg al día, durante 3 a 6 semanas.

PARACETAMOL

 Atención: precauciones en su administración.
Consultar la ficha de la página 300.

El paracetamol ha sido evaluado por su capacidad para reducir el estrés en condiciones de aporte insuficiente de oxígeno. Voluntarios de entre veinte y cuarenta años fueron sometidos a una serie de tests después de reducir en el laboratorio la capacidad de oxígeno a la mitad, para simular las condiciones de 5.300 metros de altitud. La mitad del grupo había recibido paracetamol (1.600 a 2.400 mg al día), la otra mitad un placebo. La coordinación, la concentración y los reflejos mejoraron en el grupo que había recibido el paracetamol. Además, la tasa de inspiración pulmonar se redujo sensiblemente en este grupo en relación al grupo placebo. Estos resultados han hecho que un número considerable de esquiadores, alpinistas, paracaidistas y ciclistas tomen paracetamol para mejorar su capacidad y reducir el riesgo de accidentes. El paracetamol también fue probado en un grupo de voluntarios

---

1. Dean: *Smart Drugs II.* Health Freedom Publications, Menlo Park, California, USA, p. 92, 1993.
2. *Smart Drug News,* 1 (19): 3-4, 1992.

de mayor edad, en condiciones de simulación de conducción. Las estadísticas demuestran que los accidentes aumentan con la edad, probablemente por una disminución de los reflejos y de la atención. En este estudio de 6 semanas, el paracetamol mejoró en 7 puntos la media de observación de señales, mientras que en el grupo que tomó un placebo no mejoró.[1]

Las dosis aconsejadas prescritas por los médicos en circunstancias precisas son de 2.400 mg al día, durante 3 a 6 semanas.

1. *Smart Drug News,* 1 (10): 2-3, 1992.

Diccionario de los psicoestimulantes

Acetil-L-carnitina (ALC)

QUÉ ES

La L-carnitina es una sustancia natural vinculada a un aminoácido, es decir, a uno de los constituyentes de las proteínas. Proporciona energía a partir de las grasas. Los déficits de carnitina van acompañados de fatiga física e intelectual.

En respuesta a los diferentes estudios llevados a cabo sobre los efectos de los suplementos de L-carnitina, se han sintetizado otros derivados para mejorar su eficacia y su biodisponibilidad. Uno de ellos es la acetil-L-carnitina, o ALC, una prometedora sustancia con gran número de aplicaciones preventivas o terapéuticas.

CÓMO ACTÚA

La carnitina permite al organismo quemar los ácidos grasos de cadena larga para obtener energía. Como transmisora de energía, la carnitina y la ALC influyen directamente en el nivel de energía y en la sensación de fatiga.

La carnitina estimula también la liberación de un neurotransmisor del cerebro, la acetilcolina, que es el mensajero de la memoria. Esto se debe a que químicamente está cerca de una sustancia llamada colina, que es el precursor de la acetilcolina.

CÓMO SE UTILIZA

La ALC se utiliza en tratamientos de varias semanas como factor antienvejecimiento del cerebro. La ALC protege a las neuronas de la oxidación provocada por los radicales libres y de la destrucción que se ve favorecida por elevados niveles de neurotransmisores como el ácido glutámico.

La ALC mejora ciertos aspectos de la memoria, ya que permite la síntesis de su neurotransmisor, la acetilcolina. En la enfermedad de Alzheimer, las tasas de colina y de acetilcolina cerebrales son sensiblemente inferiores a las que presentan las personas que gozan de buena salud. Varios estudios han demostrado el efecto positivo de la ALC en ciertos aspectos de la enfermedad de Alzheimer. En las personas mayores, la ALC mejora la memoria a corto plazo y permite disminuir los «olvidos». La ALC también mejora la atención.

La ALC puede ser útil en situaciones de estrés. Diversos estudios han demostrado que los suplementos de ALC evitan la caída de la hormona masculina (testosterona) en los animales que nadan en agua fría.

La ALC es importante en el tratamiento de los casos de fatiga física y psíquica. Su prima cercana, la carnitina, acaba de ser introducida en el mercado con esta indicación (ver más adelante).

DÓNDE SE ENCUENTRA

La ALC está presente, de forma natural, en poca cantidad en la leche y en diversos órganos animales. Las carnes rojas (buey y cordero, sobre todo) son fuentes primarias de obtención. Por otra parte, el cuerpo sabe fabricar la acetil-L-carnitina (ALC) a partir de dos aminoácidos, la lisina y la metionina, de las vitaminas C, B3, B6 y de hierro.

Los gobiernos de algunos países se han opuesto a la libre comercialización de carnitina como complemento alimenticio, ignorando la importancia de esta sustancia. Los departamentos de sanidad han notificado que «el interés nutritivo de la dosis de carnitina es inexistente en el hombre sano». En cuanto a las aplicaciones específicas de la carnitina, como hemos dicho anteriormente, se han pronunciado diciendo que «no se ha aportado ninguna prueba que defienda estas alegaciones».

Pero, sobre la base de estas mismas «pruebas», en septiembre de 1996, la sociedad Arkopharma obtenía una autorización para poder vender la carnitina como tratamiento de la fatiga.

Carnitina: SE ENCUENTRA EN TIENDAS DE DIETÉTICA.

Acetil-L-carnitina: VENTA CON RECETA.

En algunos países es de venta libre.

- Olympia, 1765 Garnet Avenue, n.º 66, San Diego, CA 92109, USA
- Vitamin Research Products, 3579 Hwy. 50 East, Carson City, NV 89701, USA
- Life Enhancement products, Inc., P.O. Box 751390, Petaluma, CA 94975-9846, USA
- LifeLink, 750 Farroll Rd Unit H, Grover Beach, CA 93433, USA

DOSIS HABITUALES

Carnitina: 300 a 1.000 mg al día en varias tomas, separadas de las comidas.
Acetil-L-carnitina: 250 a 2.000 mg al día de 2 a 4 tomas. La mayoría de quienes la toman ingieren de 500 a 750 mg al día.

PRECAUCIONES

Contraindicaciones: insuficiencia renal grave; por precaución: embarazo, lactancia.
Precauciones: desconocidas.
Efectos negativos/efectos secundarios: a dosis elevadas: dolor abdominal, diarrea, acentuado olor corporal, dolor de cabeza, manifestaciones de hiperactividad.
Incompatibilidad con otros medicamentos: desconocidas

Es necesaria la autorización médica antes de tomar cualquier sustancia de las descritas.

Ácido alfa-lipoico

Ver también:	Antienvejecimiento, p. 73
	Proamnésicos, p. 169

QUÉ ES

El ácido alfa-lipoico (o ácido tióctico) es una sustancia fabricada por el organismo a partir del aminoácido cisteína, y que nosotros encontramos en los alimentos. Posee propiedades vitamínicas, ya que es un factor de crecimiento que proporciona energía a nuestras células a partir de los alimentos. El ácido alfa-lipoico fue aislado a principios de 1950. Recientes investigaciones, a cargo del doctor Lester Packer (Universidad de California, Berkeley), lo han hecho muy popular en Estados Unidos. Así el ácido alfalipoico ha sido considerado, según las propias palabras de Lester, como el *antioxidante universal,* capaz de proteger a nuestras células de los perjuicios causados por los radicales libres.

CÓMO ACTÚA

El ácido alfa-lipoico ha sido calificado como el antioxidante universal por las siguientes razones:
- se absorbe con facilidad a partir de los alimentos;
- neutraliza gran cantidad de radicales libres;
- actúa tanto en el medio acuoso como graso superando a la vitamina C, un potente antioxidante que sólo actúa en el

medio acuoso y a la vitamina E, otro importante antioxidante que sólo lo hace en el medio graso;

• se encuentra en los tejidos, en las células y en los fluidos extracelulares;

• impide que metales como el hierro y el cobre reaccionen con otras sustancias formando compuestos tóxicos;

• regenera otros antioxidantes: vitamina C, vitamina E, coenzima Q10 y glutation.

En los animales, el ácido alfa-lipoico prolonga la vida de las neuronas, protegiéndolas de las lesiones conocidas como excitotoxicidad. Con la edad, las centrales energéticas de las células (las mitocondrias) proporcionan menos energía. Este déficit provoca la fragilidad de ciertos receptores neuronales, ocasionando la muerte de las células nerviosas. Pero los investigadores creen que las enfermedades neurodegenerativas, como Alzheimer y Parkinson, van acompañadas de esta forma de muerte neuronal. El ácido alfa-lipoico podría ser beneficioso en esta clase de enfermedades, ya que estudios realizados en cultivos de tejidos sugieren que permite la regeneración de las neuronas.

Estudios en ratones de laboratorio indican que el ácido alfa-lipoico previene la pérdida de memoria a largo plazo.

CÓMO SE UTILIZA

A título experimental, se utiliza en el tratamiento de enfermedades neurodegenerativas con la finalidad de mantener o mejorar la memoria.

DÓNDE SE ENCUENTRA

Ácido alfa-lipoico: VENTA CON RECETA.
En algunos países es de venta libre.

- Prolongevity, 10 Alden Road, Dept. A, Markham, Ontario L3R2S1, Canadá
- Olympia, 1765 Garnet Avenue, n.º 66, San Diego, CA 92109, USA

DOSIS HABITUALES
Ácido alfa-lipoico: 100 mg al día.

PRECAUCIONES
Contraindicaciones: desconocidas.
Precauciones: desconocidas.
Efectos negativos/efectos secundarios: los efectos del consumo regular de ácido alfalipoico se desconocen. Los estudios clínicos realizados hasta la actualidad no han demostrado efectos secundarios serios. Algunas personas han sufrido reacciones cutáneas.
Incompatibilidad con otros medicamentos: desconocida.

Es necesaria la autorización médica antes de tomar cualquier sustancia de las descritas.

Adrafinil

Ver también: Hipnóticos, p. 149
                                 Psicoactivos, p. 199

QUÉ ES

El adrafinil es un psicoestimulante que actúa sobre los sistemas centrales de la vigilia. Uno de los principales productos de degradación del adrafinil es una molécula conocida como modafinil, cuya utilización ha quedado casi exclusivamente reservada el ejército, para combatir el sueño durante operaciones como la guerra del Golfo. Sin embargo, esta sustancia se encuentra en el mercado para tratar las narcolepsias (necesidad incontrolada de dormir).

CÓMO ACTÚA

El adrafinil estimula de forma selectiva las neuronas responsables de la atención, el aprendizaje y la memoria. Mejora la atención de los enfermos afectados de senilidad, así como la de los pacientes normales.

CÓMO SE UTILIZA

El adrafinil se prescribe para el tratamiento de los problemas de la vigilia y de las manifestaciones depresivas. También se receta en el tratamiento de la narcolepsia (necesidad constante de dormir).

Aparte de estas indicaciones, la utilizan personas que gozan de buena salud para mejorar la atención, el aprendizaje y retardar la sensación de sueño.

DÓNDE SE ENCUENTRA
Adrafinil: VENTA CON RECETA.

DOSIS HABITUALES
Adrafinil: 2 a 4 comprimidos al día.

PRECAUCIONES
Contraindicaciones: embarazo y lactancia.
Precauciones:
- en los casos de insuficiencia hepática y renal, adoptar dosis más bajas (1 a 2 comprimidos al día);
- problemas con las fosfatasas alcalinas y las enzimas hepáticas SGOT y SGPT en caso de tratamiento prolongado
- posibilidad de reacción positiva al test antidopaje.

Efectos negativos/efectos secundarios
- transitorios: agitación, confusión, agresividad, excitación, insomnio;
- excepcionalmente: movimientos involuntarios o anormales, temblores, cambios de humor en los enfermos maníaco-depresivos;
- a veces, cefaleas, gastralgias, erupciones cutáneas.

Incompatibilidad con otros medicamentos: posible potenciación del efecto desinhibidor de los neuroepilépticos.

Es necesaria la autorización médica antes de tomar cualquier sustancia de las descritas.

Aminoácidos ramificados
(leucina, isoleucina, valina)

Ver también:	Antienvejecimiento, p. 73
	Proamnésicos, p. 169

QUÉ ES

Estos tres aminoácidos forman parte, con otras 17 sustancias de la misma familia, de la composición de las proteínas. Son esenciales para el hombre, pues el cuerpo no puede sintetizarlas a partir de otros aminoácidos y, por lo tanto, deben suministrarse por los alimentos.

CÓMO ACTÚAN

Estos tres aminoácidos ramificados compiten con otro aminoácido aromático, el triptófano, para llegar al cerebro. Sin embargo, el triptófano es la sustancia que origina otro neurotransmisor, la serotonina. Así, al consumir aminoácidos ramificados, se bloquea el paso del triptófano, limitándose la síntesis de serotonina que desencadena. Los aminoácidos ramificados limitan las tasas cerebrales de serotonina. Una tasa elevada de serotonina provoca fatiga, somnolencia y falta de apetito.

CÓMO SE UTILIZAN

Los aminoácidos ramificados se ingieren cuando se desea limitar la subida de la serotonina y los efectos que produce. Los jugadores de fútbol americano americanos la consumen para disminuir la sensación de fatiga y aumentar la agresividad en el terreno de juego. Los culturistas la toman porque estos suplementos mejoran el apetito y la ingesta de alimentos. Los aminoácidos ramificados también se utilizan como energéticos, convirtiéndose en agentes terapéuticos en casos de fatiga crónica.

DÓNDE SE ENCUENTRA
Aminoácidos ramificados: VENTA SIN RECETA.

DOSIS HABITUALES
Aminoácidos ramificados: 800 a 1.000 mg al día
  45 % de valina
  33 % de leucina
  22 % de isoleucina

PRECAUCIONES
Contraindicaciones: embarazo, lactancia.
Precauciones: desconocidas.
Efectos negativos/efectos secundarios: desconocidos.
Incompatibilidad con otros medicamentos: desconocida.

Es necesaria la autorización médica antes de tomar cualquier sustancia de las descritas.

Arginina

Ver también: Afrodísiacos p. 95

QUÉ ES

La arginina es un aminoácido, es decir, uno de los 20 constituyentes de base de las proteínas.

CÓMO ACTÚA

La arginina es uno de los elementos a partir del cual el organismo fabrica una sustancia llamada monóxido de nitrógeno (NO) —actualmente la comunidad científica está muy interesada en este tema—. El NO es como el dios Jano de la mitología, dotado de dos rostros: puede actuar como radical libre y desgastar ciertos tejidos; pero también es beneficioso para muchas actividades fisiológicas, ya que es un relajante de los vasos que facilita el paso de la sangre y del oxígeno, controlando la tensión arterial.

También actúa en las erecciones masculinas. Las erecciones son provocadas por estimulación nerviosa originada en el cerebro. Cuando el pene recibe estas señales, los vasos sanguíneos que lo irrigan se dilatan, los músculos que controlan el acceso a los tejidos esponjosos se relajan y la sangre invade los cuerpos cavernosos. Cuanta más sangre hay, más importante es la erección.

Estos mecanismos fisiológicos están dirigidos por el NO, y parece lógico que consumiendo arginina se pueda mejorar la producción de NO y favorecer, por lo tanto, las erecciones. Un reciente estudio ha confirmado esta hipótesis.

CÓMO SE UTILIZA

La arginina se utiliza por los efectos que produce sobre la libido y la potencia sexual. Diversos estudios han demostrado su eficacia en el aumento del número de espermatozoides y su movilidad. En algunas especies animales, la arginina se suministra como suplemento para optimizar la capacidad reproductora de los machos. Es el caso de la cría de gallinas.

DÓNDE SE ENCUENTRA

Arginina: VENTA CON RECETA.

DOSIS HABITUALES

Arginina: 2 a 6 g al día.

PRECAUCIONES

Contraindicaciones: enfermedades del hígado, de los riñones, esquizofrenia, embarazo, lactancia y herpes.
Precauciones: no sobrepasar los 10 g al día.
Efectos negativos/efectos secundarios: desconocidos.
Incompatibilidad con otros medicamentos: desconocida.

Es necesaria la autorización médica antes de tomar cualquier sustancia de las descritas.

Avena sativa
(Extracto de avena)

Ver también: Afrodisíacos, p. 95

QUÉ ES

La avena es una planta de la familia de las avenáceas, que proporciona un grano utilizado, habitualmente, en la alimentación de los caballos. También se utiliza en la preparación del muesli.

CÓMO ACTÚA

La primeras referencias sobre los efectos estimulantes de la avena en la sexualidad se encontraron en la farmacopea alemana hace 200 años. La avena contiene un alcaloide, la avenina, que estimula el sistema nervioso central. Esta sustancia produce una gran excitación en los caballos si la consumen en exceso.

El extracto de avena actúa liberando la hormona testosterona, la cual, la edad ayuda, se vincula cada vez más a otros componentes que frenan su acción. La testosterona liberada la estimula los centros sexuales en el cerebro, tanto en el hombre como en la mujer.

CÓMO SE UTILIZA

Varios estudios clínicos han demostrado que ciertos extractos de avena pueden mejorar la libido (deseo sexual) en el hombre y en la mujer, y que pueden mejorar la duración y la calidad de las erecciones en el hombre. Por esto, los extractos de avena se utilizan para estimular la actividad sexual.

DÓNDE SE ENCUENTRA
Arginina: VENTA SIN RECETA.
El extracto de avena estandarizado ha sido preparado por el comité científico del organismo californiano The Institute fo Advanced Study of Human Sexualiti (San Francisco). Se anuncia en las revistas de dietética y se puede comprar por correo:
• Prolongevity, 10 Alden Road, Dept. A, Markham, Ontario L3R2S1, Canadá.

DOSIS HABITUALES
Extracto de avena (*Avena sativa*)**:** 300 mg al día.

PRECAUCIONES
Contraindicaciones: desconocidas.
Precauciones: desconocidas.
Efectos negativos/efectos secundarios: los estudios realizados hasta el momento no han detectado efectos secundarios. Los efectos a largo a largo plazo vinculados a una continua ingesta de extracto de avena se desconocen.
Incompatibilidad con otros medicamentos: desconocida.

Es necesaria la autorización médica antes de tomar cualquier sustancia de las descritas.

«Caja de luz»

Ver también: Euforizantes p. 131

QUÉ ES

La luz del sol está formada por un conjunto de longitudes de ondas de la luz natural. Si se observa un arco iris se pueden detallar sus colores. Sin embargo, la mayoría de bombillas eléctricas se sitúan en el amarillo anaranjado o el rojo anaranjado del espectro luminoso. Gracias a los trabajos del doctor John Ott, actualmente existen «cajas de luz» y bombillas que emiten el espectro completo de la luz natural.

CÓMO ACTÚA

El déficit de luz natural se asocia a una forma de depresión que se produce en invierno y que se conoce como SAD (*seasonal affective disorder*). Esta afección se cura mediante la exposición completa al sol durante el día o a las formas de luz artificial que simulan la natural.

CÓMO SE UTILIZA

En los casos graves de SAD, los pacientes deben exponerse al sol cada mañana media hora delante de una «caja de luz», que es un foco portátil. En los casos menos graves, es suficiente con iluminar las zonas habitadas con lámparas y bombillas especiales.

DÓNDE SE ENCUENTRA

Por correo:

• Health Fitness, 102 bis, rue de Miromesnil, 75008 París. Telf. 01 43 66 66 17.

Muchas asociaciones estadounidenses venden por correo lámparas y bombillas que reproducen el espectro de la luz natural.

• Appollo Light Systems, 352 West 1060 St. Orem, UT 84058, USA

• Bio-brite, Inc, 7315 Wisconsin Ave – Suitee 1300 W, Bethesda, MD 20841-3202, USA

• Lighting Ressources, 1421 West Third Ave, Columbus, OH 43212-2928, USA.

Bromocriptina

Ver también: Afrodisíacos, p. 95
                                        Proamnésicos, p. 169

QUÉ ES

La bromocriptina es, como el LSD, un derivado de un hongo que se desarrolla en los cereales (*Claviceps purpurea*).

CÓMO ACTÚA

La bromocriptina estimula el sistema dopaminérgico, que juega un importante papel en las funciones cognitivas.

La bromocriptina afecta también a la secreción de dos hormonas:

— frena la secreción de la prolactina, que es la hormona de la lactancia;

— facilita la liberación de la hormona del crecimiento.

CÓMO SE UTILIZA

La bromocriptina se prescribe para el tratamiento de la enfermedad de Parkinson y en problemas vinculados a un exceso de prolactina (se receta también para detener la secreción de leche).

La bromocriptina también se utiliza, aunque no legalmente, para mejorar la libido (deseo sexual) y la actividad sexual, así como la memoria a corto plazo.

DÓNDE SE ENCUENTRA
Bromocriptina: VENTA CON RECETA.

DOSIS HABITUALES
Bromocriptina: 2,5 a 5 mg al día.

PRECAUCIONES
Contraindicaciones: embarazo, hipertensión no controlada, sensibilidad a los derivados del cornezuelo del centeno.
Precauciones:
• Se aconseja un aumento progresivo de las dosis. La bromocriptina puede inhibir la síntesis de la melatonina, una hormona necesaria para el sueño. Por lo tanto, es aconsejable tomar la bromocriptina durante la comida del mediodía o añadir melatonina a su ingesta si se toma por la tarde o por la noche.
• Si la persona supera los sesenta y cinco años, o en caso de enfermedad cardíaca, se deberá controlar la tensión arterial.
• Prudencia en caso de deterioro mental, problemas psíquicos, antecedentes de úlceras gastroduodenales.
Efectos negativos/efectos secundarios:
• Problemas digestivos, bajada de la tensión arterial, sueño, vértigos, náuseas. Ocasionalmente: movimientos anormales, sequedad en la boca, estreñimiento, edemas en las piernas, síndrome de Raynaud.
• A dosis altas: confusión, excitación o alucinaciones (en estos casos se debe reducir la posología, incluso detener el tratamiento).
Incompatibilidad con otros medicamentos: no debe tomarse junto a vasoconstrictores, sobre todo derivados del cornezuelo del centeno, ni con antibióticos de la familia de las macrólidas. Informar al médico si se toma algún medicamento que contenga griseofulvina.

Es necesaria la autorización médica antes de tomar cualquier sustancia de las descritas.

Cafeína

Ver también:
Adelgazantes, p. 39
Proamnésicos, p. 169
Psicoactivos, p. 199

QUÉ ES

La cafeína es un alcaloide de la familia de las metilxantinas. Los efectos de estas sustancias sobre el sistema nervioso son acusados. Los investigadores estadounidenses suelen decir que si la cafeína fuera una sustancia nueva, su comercialización contaría con ciertas reticencias por parte de la Food and Drug Administration, y que si se autorizara sería únicamente con receta médica.

La cafeína se encuentra en el café, el té y la nuez de cola.

CÓMO ACTÚA

La cafeína es un potente estimulante del sistema nervioso central, a través de las redes de adrenalina y noradrenalina. Estimula la atención, facilita la actividad intelectual y la creatividad.

También activa el metabolismo, es decir, la combustión de calorías en reposo.

CÓMO SE UTILIZA

La cafeína se ingiere normalmente en situaciones estresantes, lo cual es comprensible: el estrés se traduce en una importante necesidad de noradrenalina. El café nos mantiene alerta y despiertos al activar la secreción de noradrenalina. Pero no ayuda a renovar la noradrenalina que se agota.

También se utiliza para mejorar la atención, la concentración, la vigilia y la memorización.

DÓNDE SE ENCUENTRA

Cafeína: VENTA SIN RECETA.

En la alimentación: la cafeína se encuentra en el café, el té, las colas y otras sodas y en ciertas bebidas de América del Sur, como el mate y la guarana.

Un café expreso contiene unos 40 mg de cafeína.

Las farmacias pueden preparar cápsulas de cafeína pura.

DOSIS HABITUALES

Cafeína (psicoestimulante): 250 mg al día.

PRECAUCIONES

Contraindicaciones: migraña, problemas cardíacos, hipertensión, colesterol alto, problemas de próstata y de micción, síndrome premenstrual.

No sobrepasar las 4 tazas de café expreso al día.

Efectos negativos/efectos secundarios: ansiedad, nerviosismo, temblores, insomnio.

Es necesaria la autorización médica antes de tomar cualquier sustancia de las descritas.

Ciclandelato

Ver también: Proamnésicos, p. 169

QUÉ ES

El ciclandelato es una molécula que posee un efecto vasodilatador.

CÓMO ACTÚA

El ciclandelato aumenta la circulación sanguínea y la oxigenación a nivel de las arterias de pequeño calibre y de las arteriolas.

CÓMO SE UTILIZA

El ciclandelato se prescribe para el tratamiento de los problemas psíquicos vinculados al envejecimiento.

También se utiliza en personas que gozan de buena salud para favorecer la memoria.

DÓNDE SE ENCUENTRA

Ciclandelato: VENTA SIN RECETA.

En farmacia: Miosen®, Persantin®

DOSIS HABITUALES
Ciclandelato: 4 cápsulas al día en dos tomas.

PRECAUCIONES
Contraindicaciones: desconocidas
Precauciones: desconocidas
Efectos negativos/efectos secundarios: problemas digestivos menores; manifestaciones alérgicas cutáneas.
Incompatibilidad con otros medicamentos: desconocida.

Es necesaria la autorización médica antes de tomar cualquier sustancia de las descritas.

5-HTP
(5-hidroxi-triptófano)

Ver también:	Adelgazantes, p. 39
	Euforizantes, p. 131
	Hipnóticos, p. 149

QUÉ ES

El 5-hidroxi-triptófano o 5-HTP es la sustancia utilizada por las células nerviosas para fabricar serotonina, uno de los más importantes neurotransmisores del cerebro. El 5-HTP surge de la transformación del aminoácido triptófano, que se encuentra, a bajas dosis, en las proteínas.

CÓMO ACTÚA

La serotonina es uno de los más importantes neurotransmisores del cerebro. Tasas elevadas de serotonina producen un efecto de saciedad que disminuye la sensación de hambre; también produce un efecto calmante que predispone al sueño y disminuye la vulnerabilidad al estrés y a la depresión.

Es posible aumentar el nivel de serotonina en el cerebro proporcionando a las células nerviosas las moléculas naturales que utilizan para fabricar este neurotransmisor. Estas moléculas son el triptófano o el 5-HTP.

CÓMO SE UTILIZA

En Francia, es un medicamento que se vende con receta médica para el tratamiento de un síndrome de anoxia cerebral (mioclonias de Lance y Adams).

En Estados Unidos, el 5-HTP se utiliza para favorecer la síntesis de serotonina, con la finalidad de mejorar el estado anímico de la persona, el sueño o disminuir la necesidad de comer o la dependencia a los tóxicos (alcohol, tabaco y drogas).

DÓNDE SE ENCUENTRA

5-HTP: VENTA CON RECETA; el 5-HTP forma parte de las sustancias naturales que son de venta libre en algunos países como Estados Unidos.

DOSIS HABITUALES
5-HTP: 50 a 100 mg al día

PRECAUCIONES

Contraindicaciones: afecciones cardiovasculares (antecedente de infarto, angina de pecho, arteritis, dislipidemia, accidentes vasculares cerebrales, antecedentes de accidentes isquémicos transitorios, antecedentes de flebitis, antecedentes de embolia pulmonar, hipertensión arterial): afección renal, diabetes, migrañas, embarazo, lactancia.

Precauciones: tomar con las comidas.

Efectos negativos/efectos secundarios: vómitos, náuseas, diarreas.

Incompatibilidad con otros medicamentos: evitar asociarlos con los IMAO y los antidepresivos tricíclicos.

Es necesaria la autorización médica antes de tomar cualquier sustancia de las descritas.

Colina y fosfatidilcolina

QUÉ ES

La colina es un alcohol aminado que se encuentra en los alimentos y en todos los órganos y tejidos del cuerpo. El organismo sabe sintetizarla a partir de dos aminoácidos, la metionina y la serina.

La fosfatidilcolina es una sustancia un poco más compleja, que asocia a la colina una molécula de ácido fosfórico, un alcohol y dos ácidos grasos. La fosfatidilcolina participa sobre todo en la composición de las membranas de las células.

CÓMO ACTÚA

La colina ayuda a las grasas y al colesterol a circular y previene su acumulación anormal en el hígado. Participa, sobre todo, en la composición de uno de los más importantes neurotransmisores del organismo, la acetilcolina, que está asociado a la memorización.

La fosfatidilcolina ayuda a que las células permanezcan fluidas —elemento importante para su supervivencia y señal de su sensibilidad a las señales hormonales—. Interviene en la comunicación entre las células. Participa también en la síntesis de la acetilcolina como abastecedor de colina.

CÓMO SE UTILIZA

La colina y la fosfatidilcolina se utilizan para prevenir el envejecimiento del cerebro, preservar o mejorar la memoria. Estas dos sustancias favorecen también el sueño (asociadas a la lecitina).

DÓNDE SE ENCUENTRA

Colina y fosfatidilcolina: VENTA SIN RECETA.
En los alimentos:
Alimentos como el hígado, la soja, la coliflor y la col aportan colina.
Alimentos como la yema de huevo, el hígado, la levadura de cerveza y los cacahuetes aportan fosfatidilcolina.
En las tiendas:
Colina: farmacias y tiendas de dietética.
Fosfatidilcolina: en farmacia (fosfatidilcolina pura); en tiendas de dietética, grandes superficies y farmacias (lecitina, que contiene de un 20 a un 50 % de fosfatidilcolina).

DOSIS HABITUALES

Colina: 300 mg en 3 g al día, durante 3 o 4 tomas.
Fosfatidilcolina: 1,5 a 3 g al día.

PRECAUCIONES

Contraindicaciones: desconocidas.

Precauciones: para sintetizar la acetilcolina, el organismo necesita las vitaminas B1 y B5, que se aportan por medio de suplementos de colina y de fosfatidilcolina.

Si se consumen cantidades importantes de lecitina, se debe aumentar el aporte de calcio: la lecitina contiene fósforo y el cuerpo moviliza las reservas de calcio para asimilarlo.

Efectos negativos/efectos secundarios: la colina pocas veces provoca efectos secundarios; así, raramente produce náuseas, dolor de cabeza, diarrea, vértigo, síndrome depresivo en personas que sufren problemas maníaco-depresivos, olor corporal desagradable.

Incompatibilidad con otros medicamentos: desconocida.

Es necesaria la autorización médica antes de tomar cualquier sustancia de las descritas.

Corazoncillo
(*Hypericum perforatum*)

Ver también: Ansiolíticos, p. 87
                                               Euforizantes, p. 131
                                               Hipnóticos, p. 149

QUÉ ES

El corazoncillo es una planta de la familia de las hipericáceas cuyas hojas presentan multitud de pequeños orificios. Los extractos de corazoncillo contienen al menos 10 compuestos o grupos de compuestos que poseen efectos farmacológicos: naftodiantrones, flavonoides, xantones.

CÓMO ACTÚA

Los extractos de corazoncillo se utilizan desde hace muchos años en diferentes afecciones. Uno de los usos mejor documentados es para el tratamiento de la depresión. Se ignora cómo actúa el corazoncillo en la depresión, pero se ha detectado que esta planta aumenta la tasa de melatonina.

CÓMO SE UTILIZA

El Ministerio de Sanidad alemán reconocía el corazoncillo como adecuado para el tratamiento de la ansiedad, los problemas depresivos y los problemas de sueño. En 1993, más de 2,7 millones de recetas de extracto de corazoncillo fueron extendidas en Alemania. Después de más de diez años de rigurosas pruebas clínicas, se ha demostrado la eficacia del corazoncillo.

DÓNDE SE ENCUENTRA

Corazoncillo: en farmacias, herboristerías y tiendas dietéticas.

Corazoncillo: venta por correspondencia:

— Hadley Wood Healthcare Center, 36 West Portland St. Troon, Anyshire, Scotland, KA10 6 AB, Gran Bretaña

---

DOSIS HABITUALES

Corazoncillo (extracto): 300 a 1.000 mg al día (dosis de 0,4 a 2,7 mg de hipericina).

PRECAUCIONES

Contraindicaciones: por precaución: embarazo y lactancia.

Precauciones: desconocidas.

Efectos negativos/efectos secundarios: a dosis elevadas (30 a 50 veces las dosis terapéuticas) riesgo de fototoxicidad (sensibilidad a la luz).

Incompatibilidad con otros medicamentos: desconocida.

Es necesaria la autorización médica antes de tomar cualquier sustancia de las descritas.

Deanol
(dimetilaminoetanol, DMAE)

Ver también:	Vigorizantes, p. 115
	Euforizantes, p. 131
	Hipnóticos, p. 149
	Proamnésicos, p. 169
	Psicoactivos, p. 199

QUÉ ES

El deanol es una sustancia natural presente en pequeñas cantidades en el cerebro.

CÓMO ACTÚA

El deanol acelera y favorece la síntesis del neurotransmisor acetilcolina, un mensajero químico de la memoria; también mejora el aprendizaje, la memoria y proporciona sensación de bienestar.

Esta acción del deanol sobre la síntesis de la acetilcolina mejora la coordinación motriz y la resistencia a la fatiga muscular.

CÓMO SE UTILIZA

En Estados Unidos, el deanol se recetaba para tratar:
* los problemas de memoria asociados a falta de atención;
* los problemas del comportamiento asociados a hiperactividad;

* la hiperquinesia y los problemas de aprendizaje, vinculados a dificultades de expresión y de lectura, a dificultades de coordinación y a una actitud de rechazo, incluso antisocial.

Pero, en 1983, la Food and Drug Administration pidió al fabricante estadounidense (Riker) que realizara nuevos estudios para comprobar estas indicaciones. Debido al alto coste que debía soportar y por el poco mercado existente, Riker dejó de fabricar el producto en el mercado de Estados Unidos

En todo el mundo, el deanol se utiliza por su ligero efecto estimulante y porque mejora la calidad del descanso y de la memoria.

DÓNDE SE ENCUENTRA

En la alimentación: en las anchoas y en las sardinas.
Deanol: VENTA CON RECETA.

VENTA EN ESTADOS UNIDOS

* Olympia, 1765 Garnet Avenue, n.º 66, San Diego, CA, 92109, USA

DOSIS HABITUALES

Deanol: en un primer momento, se utiliza a dosis bajas, para, paulatinamente, aumentar la cantidad hasta 500 o 1.000 mg al día. Dosis de 4.000 mg da buenos resultados.

PRECAUCIONES

Contraindicaciones: epilepsia, curas de desintoxicación alcohólica, depresión bipolar.

Precauciones: desconocidas.

Efectos negativos/efectos secundarios: a dosis altas: prurito, insomnio, dolor de cabeza, tensión muscular.

Incompatibilidad con otros medicamentos: como cualquier otro componente que incluya en la producción de acetilcolina, el deanol será más eficaz si se toma conjuntamente con las vitaminas B1 y B5.

Es necesaria la autorización médica antes de tomar cualquier sustancia de las descritas.

DHEA

Ver también: Adelgazantes, p. 39
                               Euforizantes, p. 131
                               Proamnésicos, p. 169

QUÉ ES

La DHEA o dehidroepiandrosterona es una hormona segregada por las glándulas suprarrenales y el cerebro a partir
del colesterol. Es el esteroide más habitual en la sangre. Es el
origen de la síntesis de otras hormonas: testosterona, estrógenos, progesterona, corticosterona.

Su tasa disminuye con la edad: una persona de setenta años
sólo tiene entre un 10 y un 20 % de DHEA de la tasa que
presenta una de veinte años.

CÓMO ACTÚA

Aún no se conocen completamente los efectos de la
DHEA. Algunos estudios sugieren que puede neutralizar los
problemas y las enfermedades vinculadas al envejecimiento.
En particular:

— La DHEA protege las células cerebrales de la degeneración debida a la edad, mejora el funcionamiento neurológi-
co y la memoria. Tiene un efecto antidepresivo (depresión
unipolar).

— En los animales, la DHEA previene la aparición de

cáncer de colon, pulmón, glándulas mamárias y piel, modulando los efectos de las sustancias cancerígenas en las células.

— En los animales, la DHEA restaura las funciones inmunitarias, que disminuyen con la edad.

— En una experiencia realizada en personas mayores, la DHEA mejoró rápidamente la respuesta inmunitaria a la vacuna contra la gripe.

— La DHEA puede desempeñar un papel importante en la prevención de las enfermedades coronarias, pero estos estudios no son concluyentes. Un estudio estadounidense detectó una reducción de un 20 % en el riesgo de mortalidad cuando los pacientes presentaban una elevada tasa de sulfato de DHEA.

— Actualmente, en Francia, se está realizando un estudio clínico para evaluar el interés de la ingestión de suplementos de DHEA en personas mayores.

CÓMO SE UTILIZA
DHEA.
La DHEA es de venta libre en muchos países. Las formas comercializadas son la DHEA y de la DHEA-S (sulfato de dehidroepiandrosterona).
• Life Extension Foundation, P.O. Box 229120, Hollywood, Florida 33022-9120, USA
• Vitamin Research Products, 3579 Hwy. 50 East, Carson City, NV 89701, USA
• LifeLink, 750 Farroll Rd Unid G, Grover Beach, CA 93433, USA
• Smart Basics, 1626 Union Street, San Francisco, CA 94123, USA
• Astak, 29949 S.R. 54 West, Wesley Chapel, FL 33543, USA

Dosis habituales

DHEA: dosis habituales en mujeres: 45 mg/día en 3 tomas.
DHEA: dosis habituales en hombres: 75 mg/día en 3 tomas.
Los especialistas recomiendan adaptar las dosis en función de la tasa sérica (en la sangre), empezando por tomas de 25 a 50 mg/día, y aumentar paulatinamente.

Precauciones

Contraindicaciones: infancia y adolescencia, embarazo, lactancia, hipertrofia Fenigan de la próstata, cáncer de próstata, cáncer de ovario.
Precauciones: acompañar la ingestión de DHEA con antioxidantes (vitamina E, vitamina C y carotenoides).
La ingestión de DHEA no se aconseja antes de los cuarenta años. Pasada esta edad, los especialistas aconsejan tomarla a días alternos o en forma de cura para no «alcanzar» la producción del propio organismo.
Después de los cuarenta años, los hombres que toman DHEA deberían consumir al mismo tiempo soja y productos que frenen los efectos estimulantes de la testosterona sobre la próstata.
Es aconsejable controlar el volumen de DHEA en la sangre a las 2 o 3 semanas de iniciar el tratamiento, para adaptar las dosis. Después de los cuarenta es aconsejable controlar también la tasa de PSA, que indica los problemas de próstata, y que puede detectar la existencia de un cáncer.
Estos análisis se pueden realizar por correspondencia:
Dr. Emil Schandl, P.O. 1134, Dania, Florida, USA (incluir un sobre y un sello para la respuesta).
Efectos negativos/efectos secundarios: la DHEA sólo se utiliza a título experimental y los efectos a largo plazo se desconocen. Se desaconsejan dosis superiores a 500 mg/día. En los animales, la administración de dosis elevadas ha provocado toxicidad a nivel del hígado.
Incompatibilidad con otros medicamentos: desconocida.

Es necesaria la autorización médica antes de tomar cualquier sustancia de las descritas.

Dehidroergotoxina

Ver también:	Antienvejecimiento, p. 73
	Proamnésicos, p. 169
	Psicoactivos, p. 199

QUÉ ES

La dehidroergotoxina es un derivado hemisintético del cornezuelo del centeno, un hongo parásito que se desarrolla en los cereales como el centeno, el arroz y el trigo. De los miles de componentes presentes en el centeno descubiertos por los investigadores de la firma Sandoz en 1940, se combinaron y testaron tres por sus propiedades antihipertensivas: esta asociación de alcaloides constituye la base de la dehidroergotoxina.

CÓMO ACTÚA

La dehidroergotoxina actúa:

— mejorando la oxigenación del cerebro.

— estimulando el metabolismo del cerebro.

— protegiendo el cerebro cuando el aporte de oxígeno es insuficiente.

— protegiendo las células del cerebro del desgaste de los radicales libres.

— disminuyendo los depósitos de pigmentos vinculados con el envejecimiento (lipofusina) en el cerebro.

— aumentando el nivel de ciertos neurotransmisores del cerebro como la serotonina.

— aumentando el número de receptores al neurotransmisor de la memoria, la acetilcolina.

CÓMO SE UTILIZA

La dehidroergotoxina se utiliza en el tratamiento de los déficits intelectuales propios de la edad. No ha demostrado su eficacia en el tratamiento de la enfermedad de Alzheimer, pero estudios realizados en animales sugieren que podría retrasar la aparición de esta enfermedad y de otras formas de senilidad provocada por muerte celular.

Fuera del campo médico, la dehidroergotoxina se utiliza en personas de todas las edades para:

— mejorar las funciones cognitivas.

— prevenir el envejecimiento del cerebro.

DÓNDE SE ENCUENTRA

Dehidroergotoxina: VENTA CON RECETA.

De venta libre en algunos países.

Libertarian Solutions, GPO 12496, Hong Kong

DOSIS HABITUALES
Dihidroergotoxina: 4,5 a 5 mg al día.

PRECAUCIONES
Contraindicaciones: hipersensibilidad a los medicamentos de esta clase terapéutica.
Por precaución: embarazo y lactancia.
Precauciones: evitar tomar en ayunas.
Efectos negativos/efectos secundarios: náuseas si se toma en ayunas, congestión nasal.
Incompatibilidad con otros medicamentos: si se asocia con paracetamol, los especialistas aconsejan disminuir las dosis de ambas sustancias.

Es necesaria la autorización médica antes de tomar cualquier sustancia de las descritas.

Fenilalanina

Ver también: Adelgazantes, p. 39

QUÉ ES

La fenilalanina es un aminoácido esencial, constituyente de las proteínas. En el organismo, origina otro aminoácido, la tirosina. Es uno de los dos principales componentes del aspartamo, un edulcorante.

La fenilalanina se encuentra en dos formas principales, una imagen de la otra, como pueden ser la mano derecha y la mano izquierda:

— La L-fenilalanina (L para levógiro) desvía la luz hacia la izquierda.

— La D-fenilalanina (D para dextrógiro) desvía la luz hacia la derecha. La D-fenilalanina no tiene valor nutritivo.

Una tercera forma, la DL-fenilalanina se compone de dos formas de base.

CÓMO ACTÚA

Como la tirosina, la fenilalanina es un precursor de los neurotransmisores dopamina, noradrenalina y adrenalina, tres sustancias químicas que intervienen en el despertar, el estado de vigilia y la motivación.

CÓMO SE UTILIZA

La fenilalanina es utilizada por sus propiedades psicoestimulantes sobre el aprendizaje y el humor. Disminuye la sensación de apetito y puede actuar como corta-hambre.

DÓNDE SE ENCUENTRA
Fenilalanina: EN TIENDAS DE DIETÉTICA Y FARMACIAS (PREPARADOS MAGISTRALES)

DOSIS HABITUALES
Fenilalanina: 250 a 1.000 mg al día.

PRECAUCIONES
Contraindicaciones: total: fenilcetonuria. Tratamiento con antidepresivos a los IMAO, hipertensión, enfermedades cardíacas, cáncer, embarazo, lactancia.
Precauciones: no superar los 2.000 mg al día.
Efectos negativos/efectos secundarios: a dosis altas: insomnio, irritabilidad, hipertensión.
Incompatibilidad con otros medicamentos: desconocida.

Es necesaria la autorización médica antes de tomar cualquier sustancia de las descritas.

Fenozolona

Ver también:
Vigorizantes, p. 39
Energizantes, p. 115
Hipnóticos, p. 149
Proamnésicos, p. 169

QUÉ ES
La fenozolona pertenece a la clase farmacológica de las anfetaminas.

CÓMO ACTÚA
La fenozolona actúa estimulando la liberación de los neurotransmisores del despertar y de la vigila, la dopamina y la noradrenalina.

CÓMO SE UTILIZA
La fenozolona se prescribe para la fatiga psíquica e intelectual y los problemas de la memoria.

Se trata de una sustancia que pertenece a las anfetaminas y se utiliza para estimular la vigilia, disminuir la sensación de fatiga y la necesidad de descanso, incluso como un corta-hambre.

DE DÓNDE PROCEDE
Fenozolona: VENTA CON RECETA.

DOSIS HABITUALES
Fenozolona: 2 a 3 comprimidos al día en 2 tomas matinales (3 semanas como máximo).

PRECAUCIONES
Contraindicaciones: enfermedades cardiovasculares, hipertiroidismo, epilepsia, manifestaciones psicóticas, ansiedad, antecedentes de anorexia, riesgo de glaucoma, embarazo, lactancia. No asociar con IMAO.
Precauciones: la fenozolona puede presentar los inconvenientes de las anfetaminas y provocar dependencia si se toma con continuidad. El tratamiento no debe superar las 3 semanas.
Este producto puede ser el responsable de un resultado positivo en el test antidopaje.
Evitar asociarlo con otros psicoestimulantes o anorexígenos.
Evitar tomar el medicamento por la noche.
Disminuir el consumo de café, alcohol, té.
Efectos negativos/efectos secundarios: riesgo de dependencia, sequedad en la boca, sudor, taquicardia, hipertensión, insomnio, temblores, nerviosismo, modificación del comportamiento, manifestaciones depresivas.
Incompatibilidad con otros medicamentos: evitar asociarlo con los IMAO, la guanatidina y similares.

Es necesaria la autorización médica antes de tomar cualquier sustancia de las descritas.

Fosfatidilserina

Ver también: Antienvejecimiento, p. 73
                                    Euforizantes, p. 131
                                  Proamnésicos, p. 169

QUÉ ES

La fosfatidilserina es un tipo de grasa que asocia un alcohol (glicerol) al ácido fosfórico y a un aminoácido, la serina. La fosfatidilserina, como otras grasas, es un constituyente de las membranas de las neuronas.

CÓMO ACTÚA

La fosfatidilserina facilita la fluidez de las membranas de las células nerviosas, que es una de las claves de su buen funcionamiento y de su longevidad. Gracias a la fosfatidilserina, las células nerviosas conservan numerosos receptores activos, lo que facilita la transmisión de las señales nerviosas. La fosfatidilserina aumenta la utilización de glucosa como carburante de las células nerviosas.

Varios estudios sugieren que la fosfatidilserina contribuye a prevenir el declive de las funciones cognitivas vinculadas al envejecimiento.

CÓMO SE UTILIZA

La fosfatidilcolina mejora la memoria a corto plazo y la mayoría de las funciones cognitivas alteradas por la edad.

DÓNDE SE ENCUENTRA

Fosfatidilserina: DE VENTA EN ALGUNAS TIENDAS DE DIETÉTICA.

por correspondencia:

• Life Enhancement Products, Inc. P.O. Box 751390, Petaluma, CA 94975-9846, USA

DOSIS HABITUALES

Fosfatidilserina: 100 a 300 mg al día.

PRECAUCIONES

Contraindicaciones: por precaución no consumir durante el embarazo y la lactancia.

Precauciones: desconocidas.

Efectos negativos/efectos secundarios: a veces, náuseas.

Incompatibilidad con otros medicamentos: no tomar si se ingieren anticoagulantes.

Es necesaria la autorización médica antes de tomar cualquier sustancia de las descritas.

GABA

Ver también: Antiestresantes, p. 57
                                         Ansiolíticos, p. 87
                                         Hipnóticos, p. 149

QUÉ ES

El ácido gamma-aminobutírico o GABA es una sustancia natural que desempeña el papel de neurotransmisor cerebral. El GABA se sintetiza a partir de un aminoácido, el ácido glutámico (en presencia de vitamina B6 y C), o de un aminoácido vecino, la glutamina.

CÓMO ACTÚA

El GABA es el neurotransmisor inhibidor más importante del cerebro, es decir, ejerce un efecto calmante sobre la actividad de numerosas neuronas. En realidad, el GABA es el neurotransmisor que más se encuentra en el cerebro, ya que está presente en un 30-40 % de las neuronas. El GABA es un sedante natural. Los laboratorios han intentado imitar sus propiedades para crear moléculas tranquilizantes. Las benzodiazepinas, una familia de medicamentos cuyo miembro más conocido es el Valium, aumentan la acción del GABA.

CÓMO SE UTILIZA

Los estudios más completos sobre el GABA en forma de suplemento se deben al doctor Carl Pfeiffer, célebre nutriterapeuta estadounidense (Princeton, New Jersey). Pfeiffer ha demostrado la importancia del GABA para reducir la sensación de ansiedad. Emitió la hipótesis de que el GABA podría ayudar a los «comilones» a reducir su ingesta de alimentos. Sin embargo, esta sustancia franquea mal la barrera hemomeníngea que separa el cerebro del resto del cuerpo y sus efectos son más claros sobre el sistema nervioso periférico que sobre el sistema nervioso central.

Los suplementos de GABA se utilizan en Estados Unidos en sustitución de los tradicionales ansiolíticos.

DÓNDE SE ENCUENTRA
GABA: Se puede encontrar en algunas tiendas de dietética.
El GABA es de venta libre en Estados Unidos como complemento nutritivo.

DOSIS HABITUALES
GABA: 500 a 750 mg/día

PRECAUCIONES
Contraindicaciones: por precaución: embarazo, lactancia.
Precauciones: no asociar con alcohol ni conducir después de ingerir GABA.
Efectos negativos/efectos secundarios: esta sustancia parece carecer de toxicidad, pero los efectos del GABA a largo plazo se desconocen. A altas dosis (más de 1 g/día) puede producir ataques de pánico (pulso acelerado, ahogo, náuseas, vómitos, manchas en la cara).
Incompatibilidad con otros medicamentos: desconocida.

Es necesaria la autorización médica antes de tomar cualquier sustancia de las descritas.

Ginkgo biloba

Ver también:	Afrodisíacos, p. 95
	Proamnésicos, p. 169
	Psicoactivos, p. 199

QUÉ ES

El ginkgo es la especie de árbol más antigua que se conoce (se le calculan unos 300 millones de años). Se considera como el más primitivo de los árboles que existen sobre la Tierra y puede vivir unos 1000 años. Además de su aspecto estético, el ginkgo presenta características particulares: con el calor, la savia del árbol actúa como retardante del fuego; se cree que por esta razón este árbol se encuentra rodeando numerosos templos chinos y japoneses.

La principal característica de este árbol es que sus hojas secretan un principio activo utilizado en la medicina china desde hace miles de años. El extracto de ginkgo es la sustancia vegetal más utilizada en medicina.

CÓMO ACTÚA

El ginkgo posee un efecto regulador sobre el sistema vascular. Frena, sobre todo, la acumulación de plaquetas en la sangre, un fenómeno que conduciría a la formación de un callo. Ejerce un efecto relajante sobre los vasos, lo que aumenta su elasticidad. Así, el ginkgo estimula la circulación de la sangre en los vasos.

El ginkgo aumenta también la producción de adenosín trifosfato (ATP), la molécula que abastece de energía a todas las células humanas. El ginkgo ayuda al cerebro a utilizar mejor el azúcar para conseguir energía. Interviene en la transmisión de las señales nerviosas favoreciendo la liberación y el metabolismo de la noradrenalina, la dopamina y la acetilcolina. El ginkgo es también un potente antioxidante, es decir, neutraliza los radicales libres, responsables del envejecimiento prematuro.

CÓMO SE UTILIZA

El ginkgo se utiliza en el tratamiento de ciertos problemas circulatorios. Pero interesa sobre todo a aquellos que desean mejorar o mantener sus funciones intelectuales. Más de 40 estudios clínicos controlados han confirmado su eficacia en los campos de la memoria, la cognición y la atención.

DÓNDE SE ENCUENTRA

Ginkgo biloba: SE ENCUENTRA EN FARMACIAS Y EN TIENDAS DE DIETÉTICA. En farmacia: Fitokey Ginkgo®, Ginkgo Biloba Leo®, Ginkgo Biloba Orto®, Normocir®, Tanakene®.

Los extractos de ginkgo se han normalizado y contienen:
— 24 % de flavoglicosidas (inhiben la aglomeración de plaquetas)
— 6 % de terpenas lactones (protegen a las células del déficit de oxígeno)
— 7 % de proantocianidinas (antioxidantes)
— 5 a 10 % de ácidos orgánicos.

DOSIS HABITUALES
Ginkgo: (extractos): 120 a 160 mg en 3 tomas con las comidas.

PRECAUCIONES
Contraindicaciones: desconocidas.
Precauciones: se aconseja el control médico durante el embarazo y la lactancia.
Efectos negativos/efectos secundarios: raramente: dolor de cabeza, acaloramiento, crisis de taquicardia, palpitaciones, problemas digestivos, problemas cutáneos.
Incompatibilidad con otros medicamentos: desconocida.

Es necesaria la autorización médica antes de tomar cualquier sustancia de las descritas.

Ginseng

Ver también:	Antiestresantes, p. 57
	Afrodisíacos, p. 95
	Proamnésicos, p. 169
	Psicoactivos, p. 199

QUÉ ES

El ginseng es una planta. Existen dos especies principales de ginseng.

El *Panax* (de «panacea» en latín) *ginseng* es una pequeña planta que crece en estado salvaje en las regiones húmedas del norte de China, en Manchuria y en Corea. Los chinos la utilizan desde hace 4.000 años y la consideran como el remedio-milagro. Actualmente, es la planta medicinal más utilizada en ese país.

La otra forma de ginseng (*Eleutherococcus sneticosus*) es llamada también ginseng siberiano. Cree abundantemente en Siberia y Japón, pero también en China y Corea. Esta forma de ginseng se considera menos activa que la anterior.

CÓMO ACTÚA

Las propiedades medicinales del ginseng son debidas a una asociación de once sustancias de la familia de las saponinas que los japoneses denominan ginsenosidas y los rusos panaxosidas. El ginseng contiene también azúcares, esteroles, vitaminas del grupo B y minerales.

El ginseng es un adaptógeno: posee a la vez efectos calmantes y estimulantes, probablemente porque sus principios activos actúan sobre los neurotransmisores serotonina y acetilcolina. El ginseng permite al organismo adaptarse a los efectos del estrés de diverso origen. Actúa también sobre la fatiga física y mental normalizando el aporte de azúcar y de sangre, sobre todo a nivel cerebral. El ginseng mejora las funciones intelectuales, la concentración y la memoria. Por último, estimula los linfocitos y las funciones inmunitarias.

Cómo se utiliza

El ginseng se utiliza como antifatigante y como antiestresante y para mejorar las funciones intelectuales.

Dónde se encuentra

El ginseng se presenta bajo diversas formas: extractos, tés, polvo, raíces secas, vino, licor, etc. Los extractos y los tés son muy activos, pero la mejor manera de absorber al máximo sus principios activos es machacar o chupar sus raíces, sin tragar los trozos sólidos (el ginseng chino es blanco, pero el coreano es rojo porque es fumado).

Ginseng: los extractos de Panx deben contener un mínimo de 25 mg de ginsenosida Rg1, con un ratio de Rg1/Rb1 de 2:1.
Los extractos de Eleuterococo deben contener un 1 % de eleuterosida E.
El ginseng se encuentra en las tiendas de dietética y en las farmacias.
En farmacia: Bio Star®, Ginsana®.

DOSIS HABITUALES
Ginseng: (extractos): 100 a 200 mg al día.

PRECAUCIONES
Contraindicaciones: desconocidas.
Precauciones: es aconsejable empezar con dosis bajas y aumentar progresivamente. Prudencia en caso de hipertensión.
Efectos negativos/efectos secundarios: si se superan los 300 mg: presión sanguínea anormalmente alta, erupciones cutáneas, diarreas, problemas de sueño, ansiedad, nerviosismo, debilidad y temblores.
Incompatibilidad con otros medicamentos: desconocida.

Es necesaria la autorización médica antes de tomar cualquier sustancia de las descritas.

Glutamina

| Ver también: | Adelgazantes, p. 39 |

QUÉ ES

La glutamina es el aminoácido más abundante del cuerpo. Se produce de la transformación de otro aminoácido, el ácido glutámico. Puede convertirse en ácido glutámico.

CÓMO ACTÚA

La glutamina ejerce diversas funciones en el cuerpo. Origina la alfa-cetoglutarato, una sustancia que participa en la fabricación de energía y en la respiración celular y que interviene en la síntesis de otro aminoácido, la lisina.

Es la base de la síntesis del ADN, el soporte de nuestro código genético.

En el cerebro permite la síntesis de los neurotransmisores ácido glutámico y GABA.

La glutamina es también un eficaz liberador de la hormona del crecimiento.

CÓMO SE UTILIZA

La glutamina protege la masa muscular de las enfermedades importantes y acelera la recuperación de las quemadas.

Los atletas, y también los no atletas, la consumen en forma de suplementos ya que favorece la masa seca (músculo) y la combustión de las grasas.

DÓNDE SE ENCUENTRA

Glutamina: es uno de los aminoácidos mejor distribuidos en las proteínas. Se puede comprar en las farmacias (Prevalon®) y en las tiendas de dietética (en forma de suplementos).

DOSIS HABITUALES
Glutamina: 2.000 mg al día.

PRECAUCIONES
Contraindicaciones: por precaución, en el embarazo y la lactancia.
Precauciones: desconocidas.
Efectos negativos/efectos secundarios: no se conocen efectos secundario en las dosis que se aconsejan.
Incompatibilidad con otros medicamentos: desconocida.

Es necesaria la autorización médica antes de tomar cualquier sustancia de las descritas.

Heptaminol

Ver también: Proamnésicos, p. 169

QUÉ ES
El heptaminol es un estimulante del sistema cardiovascular.

CÓMO ACTÚA
El heptaminol aumenta la circulación sanguínea a nivel del cerebro. Posee un efecto estimulante sobre el aprendizaje.

CÓMO SE UTILIZA
El heptaminol está indicado en el tratamiento de ciertas hipotensiones.

También se utiliza para favorecer la memoria, en particular en las fases de aprendizaje.

DÓNDE SE ENCUENTRA
Heptaminol:
En farmacias: Clinadil Compositum®, Delubil®, Diclamina®, Largotrex®.

DOSIS HABITUALES
1 a 2 comprimidos 3 veces al día o de 30 a 50 gotas 3 veces al día.

PRECAUCIONES
Contraindicaciones: hipertensión arterial, hipertiroidismo, asociación con los IMAO no selectivos.

Precauciones: este medicamento puede provocar una respuesta positiva en los test antidopaje.

Efectos negativos/efectos secundarios: desconocidos.

Incompatibilidad con otros medicamentos: no asociar con los IMAO no selectivos.

Es necesaria la autorización médica antes de tomar cualquier sustancia de las descritas.

Histidina

Ver también: Afrodisíacos, p. 95

QUÉ ES

La histidina es una aminoácido esencial, lo que significa que el hombre no puede fabricarlo a partir de otros aminoácidos y que debe aportarse por la alimentación.

CÓMO ACTÚA

La histidina es pariente de una importante sustancia, la histamina. La histamina posee diversas funciones:

— actúa como neurotransmisor inhibidor, es decir, posee un efecto relajante sobre la actividad cerebral.

— juega un importante papel en la inmunidad y en la alergia. Cuando el cuerpo identifica un agresor, un virus, una toxina o un alergeno, se produce una liberación de histamina que provoca la dilatación de los vasos y los síntomas asociados: enrojecimiento, hinchazón, calor (por esta razón los medicamentos contra la alergia se denominan antihistamínicos).

— favorece el orgasmo: en las mujeres que sufren de frigidez las tasas de histaminas son anormalmente bajas.

CÓMO SE UTILIZA

En Estados Unidos, la histidina se utiliza en el tratamiento de la frigidez femenina, y para aumentar las sensaciones durante el acto sexual tanto en el hombre como en la mujer.

DÓNDE SE ENCUENTRA
Histidina: En farmacias: Aminofusin®, Clinimix®, Tpe®.

DOSIS HABITUALES
500 a 1.000 mg al día.

PRECAUCIONES
Contraindicaciones: embarazo, lactancia, asma, antecedentes alérgicos, esquizofrenia.
Precauciones: desconocidas.
Efectos negativos/efectos secundarios: pocas veces, eyaculación precoz.
Incompatibilidad con otros medicamentos: desconocida.

Es necesaria la autorización médica antes de tomar cualquier sustancia de las descritas.

Kawa Kawa
(*Piper methysticum*)

Ver también: Ansiolíticos, p. 87
                                                  Euforizantes, p. 131

QUÉ ES

El Kawa Kawa es una planta de la familia de las piperáceas, es decir, una prima del pimentero. Crece sobre todo en el Pacífico sur. Sus raíces contienen una familia de sustancias llamadas lactones. Las raíces del Kawa Kawa se utilizan, tradicionalmente, para fabricar una bebida que servía para favorecer estados alucinógenos durante las ceremonias religiosas. Los primeros testimonios sobre los efectos de esta bebida se deben al navegante británico James Cook.

CÓMO ACTÚA

Los extractos de Kawa Kawa tienen un efecto calmante que incita a un comportamiento social. El farmacólogo Louis Lewin fue uno de los primeros en interesarse por esta planta. En 1886 escribió: «Cuando la solución no es muy concentrada, el individuo alcanza un agradable estado de relajación, de bienestar y de felicidad sin muestras de excitación física o psicológica. El Kawa suaviza el temperamento. Los indígenas y los blancos consideran el Kawa como un medio para apaciguar el desconcierto moral. El bebedor [de Kawa] sigue siendo dueño de su conciencia y de su razón.»

Estudios realizados en animales han demostrado que el Kawa Kawa actúa como un suave sedante, analgésico, anticonvulsivo y relajante muscular. El Kawa Kawa ejerce su acción sobre el sistema límbico del cerebro, que es el centro de las emociones.

CÓMO SE UTILIZA

El Kawa Kawa se utiliza como agente antiansiedad. También se utiliza en ciertos entornos para facilitar las interacciones sociales. Observaciones aisladas han demostrado asimismo que puede aliviar el dolor.

DÓNDE SE ENCUENTRA

Kawa Kawa: EN FARMACIAS: BLEUKAWINE®.

En venta por correspondencia: Hadley Wood Healthcare Center, 36 West Portland St. Troon, Ayrshire, Scotland, KA 10 6AB, Gran Bretaña

DOSIS HABITUALES

Kawa Kawa: 60 a 240 mg al día (30 a 55 % de kavalactones)

PRECAUCIONES

Contraindicaciones: por precaución, embarazo y lactancia.
Precauciones: desconocidas.
Efectos negativos/efectos secundarios: desconocidos.
Incompatibilidad con otros medicamentos: los extractos de Kawa Kawa no tienen efectos secundarios conocidos en las dosis aconsejadas. Se cree que no provocan dependencia.

Es necesaria la autorización médica antes de tomar cualquier sustancia de las descritas.

Ma-Huang
(*Ephedra sinica*)

Ver también: Adelgazantes, p. 39

QUÉ ES

Esta planta pertenece a una variedad de arbusto (efedra). Contiene ciertos alcaloides, entre los cuales la efedrina se utiliza (en forma sintética) como medicamento contra el asma, ya que posee la propiedad de dilatar los bronquios y estimular la respiración.

CÓMO ACTÚA

La efedrina, uno de los principales constituyentes del Ma-Huang, está químicamente próxima a la adrenalina, una sustancia indispensable para la transmisión nerviosa. Los efectos psicoestimulantes del Ma-Huang se conocen desde hace miles de años. Como otras plantas de su familia, los extractos de Ma-Huang estimulan la mente, facilitan el esfuerzo y retrasan el sueño. La efedrina ha sido el modelo de la anfetaminas, dopantes utilizados desde la Segunda Guerra Mundial por los pilotos para combatir el sueño y que fueron muy populares en los años sesenta entre los estudiantes y los corredores ciclistas.

La planta estimula la termogénesis, es decir, la combustión de las calorías de reserva por una acción directa sobre el sistema nervioso autónomo.

CÓMO SE UTILIZA

Los extractos de Ma-Huang se utilizan en el tratamiento del asma. También se emplean como estimulantes de las funciones mentales.

DÓNDE SE ENCUENTRA

Extracto de Ma-Huang: EN FARMACIA: EPHEDRA SINICA.
Por correspondencia: Hadley Wood Healthcare Center, 36 West Portland St. Troon, Ayshire, Scotland, KA 10 6 AB, Gran Bretaña.

DOSIS HABITUALES

Ma-Huang: las dosis habituales dependen del contenido del extracto en alcaloide. Para favorecer la pérdida de peso (asociada a la cafeína), los especialistas aconsejan un contenido en efedrina de 12,5 a 25 mg, en cada toma, dos a tres veces al día. Esto corresponde a una cantidad bruta de Efedra de 500 a 1.000 mg dos o tres veces al día. Los extractos son de más fácil empleo. Normalmente se encuentran estandarizados al 10 % de alcaloide, lo que corresponde a 125-250 mg tres veces al día.

PRECAUCIONES

Contraindicaciones: enfermedades cardíacas, hipertensión, diabetes, hipertiroidismo, glaucoma, hipertrofia de la próstata, tratamiento de los IMAO, embarazo, lactancia.
Precauciones: la efedra puede provocar una reacción positiva a los tests antidopaje. En las personas mayores es necesario el control médico. Se debe suspender su consumo antes de una intervención quirúrgica.
Efectos negativos/efectos secundarios: temblores, dolor de cabeza, ansiedad, agitación, insomnio, náuseas, palpitaciones, sudor, retención de orina
Incompatibilidad con otros medicamentos: no asociar a los IMAO, a la guanetidina y similares a los digitálicos.

Es necesaria la autorización médica antes de tomar cualquier sustancia de las descritas.

Magnesio

Ver también: Antiestresantes, p. 57
Ansiolíticos, p. 87
Vigorizantes, p. 115
Psicoactivos, p. 199

QUÉ ES

El magnesio es uno de los minerales más abundantes del cuerpo, que contiene de 25 a 30 gramos.

CÓMO ACTÚA

El magnesio es indispensable para la producción de energía a partir de la alimentación. Permite también la contracción muscular. Protege del estrés controlando la entrada de calcio en las células.

En el cerebro, el magnesio ayuda a la producción de energía y al equilibrio de los neurotransmisores, y, por lo tanto, del humor.

El magnesio enlentece el proceso de envejecimiento y disminuye el riesgo de aparición de enfermedades degenerativas.

CÓMO SE UTILIZA

El magnesio se suministra a los grupos de población con riesgo de déficit: mujeres que toman anticonceptivos, mujeres embarazadas o que amamantan, espasmófilos.

Cada vez lo emplean más personas para disminuir los efectos del estrés, luchar contra la fatiga y favorecer el sueño. Se asocia a la vitamina B6 o a la taurina, que ayudan a fijarlo a las células.

DÓNDE SE ENCUENTRA

Magnesio: VENTA SIN RECETA.

• en la alimentación: aguas minerales, soja, pescados oleaginosos, frutos secos, legumbres y leguminosas, chocolates.

• en forma de suplementos: en tiendas de dietética, farmacias.

DOSIS HABITUALES

Magnesio (suplementos): 100 a 300 mg de magnesio-elemento al día.

PRECAUCIONES

Contraindicaciones: cistitis, miastenia, bradicardia, insuficiencia renal grave.

Precauciones: desconocidas.

Efectos negativos/efectos secundarios: aceleración del tránsito intestinal.

Incompatibilidad con otros medicamentos: desconocida.

Es necesaria la autorización médica antes de tomar cualquier sustancia de las descritas.

Meclofenoxato

Ver también:	Antienvejecimiento, p. 73
	Proamnésicos, p. 169

QUÉ ES

El meclofenoxato está químicamente constituido por dos moléculas. La primera es una sustancia de la familia de las auxinas, un tipo de hormona vegetal. La segunda es un deanol (ver página 255).

CÓMO ACTÚA

El meclofenoxato mejora la asimilación de glucosa por el cerebro y el aporte de oxígeno, lo que permite mantener la provisión de energía a las neuronas, incluso en el caso de envejecimiento o de déficit de oxígeno.

También actúa como «basurero del cerebro», liberándolo de los depósitos de lipofusina, un desecho formado por la acumulación de subproductos tóxicos del metabolismo celular. Los depósitos de lipofusina en la pies son el origen de las manchas de la vejez. En el cerebro, un exceso de lipofusina dificultaría un buen funcionamiento de las neuronas, pudiendo, incluso, acelerar su desaparición. En el animal, cuanto mayor es la presencia de lipofusina en el cerebro, más declina la capacidad de aprendizaje.

El meclofenoxato ayuda al rejuvenecimiento de las neuronas, reparando las sinapsis, espacios de transmisión entre terminaciones nerviosas, que se degradan con la edad.

CÓMO SE UTILIZA

El meclofenoxato se prescribe en el tratamiento sintomático de los problemas de comportamiento y de la memoria unidos al envejecimiento. En ciertos casos se utiliza como agente antiedad.

DÓNDE SE ENCUENTRA

Meclofenoxato: VENTA CON RECETA.

DOSIS HABITUALES

Meclofexonato: 1.000 a 3.000 mg al día en varias tomas (duración habitual: 1 mes)

PRECAUCIONES

Contraindicaciones: hipertensión, convulsiones, embarazo, lactancia.
Precauciones: esta sustancia puede provocar un resultado positivo en el test antidopaje.
Efectos negativos/efectos secundarios: a veces, insomnio, hiperexcitación o al contrario somnolencia.
Incompatibilidad con otros medicamentos: desconocida.

Es necesaria la autorización médica antes de tomar cualquier sustancia de las descritas.

Melatonina

| Ver también: | Euforizantes, p. 131 |
| | Hipnóticos, p. 149 |

QUÉ ES

La melatonina es una hormona secretada por una pequeña glándula del cerebro, la glándula pineal. Se sintetiza a partir del neurotransmisor serotonina. Es la única hormona que nos conecta con lo que nos rodea, ya que regula nuestra actividad según sea de día o de noche.

CÓMO ACTÚA

La melatonina nos conduce al sueño por la noche y actúa como despertar biológico por la mañana.

Al final del día, la disminución de la luminosidad provoca, vía retinal, señales neuronales que estimulan la glándula pineal para que empiece a liberar melatonina. Esta liberación continúa durante las horas siguientes. La tasa de melatonina alcanza su cota máxima hacia las 2 de la madrugada en las personas jóvenes y hacia las 3 en las mayores, antes de empezar su declive al empezar el día. La luz natural o artificial frena o bloquea la secreción de melatonina.

La melatonina es secretada en abundancia por las personas jóvenes: la tasa máxima se alcanza en la pubertad y decrece con la edad. Pasados los cincuenta años, la tasa disminuye con rapidez hasta la mitad de la adolescencia, porque la glándula pineal se atrofia y calcifica, lo que explicaría que las personas mayores concilien un sueño mediocre.

La melatonina interviene también en el equilibrio del comportamiento y en ciertas funciones mentales. Cuando su secreción se ve perturbada (a causa de la edad, del estrés, de un desfase horario, etc.), tanto la vigilia y la memoria como el humor se ven afectados.

Por último, la melatonina es un potente neutralizador de los radicales libres, esas partículas que perjudican a nuestras células y a nuestros órganos. Protege las células cerebrales de la muerte súbita o apoptosis y de otra forma de muerte celular (excitotoxicidad). En las ratas, restaura las funciones tiroideas e inmunitarias que disminuyen con la edad y parece ser que aumenta los años de vida. Algunos investigadores han emitido la hipótesis (no demostrada) de que en el hombre posee un efecto antienvejecimiento. Así, según el doctor Roman Rozencwaig (Montreal, Canadá), «el envejecimiento es un proceso patológico vinculado a un declive progresivo de la glándula pineal y que tiene como consecuencia una disminución de la producción de melatonina [...], la cual conduce a un declive en los procesos de adaptación [...] y a la muerte del organismo».

CÓMO SE UTILIZA

La melatonina ha demostrado su eficacia en la adaptación del organismo a los desfases horarios. Es utilizada por los pilotos de avión, la tripulación y muchos hombres de negocios, así como por empleados que alternan el trabajo diurno y nocturno.

Puede tomarse también en casos de ciertos problemas de sueño, sobre todo de los que se acuestan muy tarde o muy temprano.

Por último, algunos utilizan la melatonina para retrasar el envejecimiento, pero este estudio no cuenta con estudios convincentes.

DÓNDE SE ENCUENTRA

Melatonina: EN ESPAÑA, VENTA CON RECETA.
Venta libre en muchos países, como Bélgica, Países Bajos y Estados Unidos.
venta por correo:

* Olympia, 1765 Garnet Avenue, n.º 66, San Diego, CA 92109, USA
* Vitamin Research Products, 3579, Jwy. 50 East, Carson City, NV 89701, USA
* LifeLink, 750 Farroll Rd Unit H, Grover Beach, CA 93433, USA
* Ecological Formulas, 1061-B Sharly Circle, Concord, CA 94518, USA
* Life Extension Foundation, P.O. Box 229120, Hollywood, Florida 33022-9120, USA

DOSIS HABITUALES

Melatonina: 0,3 a 3 mg al día.
Los investigadores aconsejan empezar con dosis bajas y aumentar si es necesario. Esto permite evitar «la destrucción» total de la producción natural. La dosis debe disminuirse en caso de despertar con dificultad.

PRECAUCIONES

Contraindicaciones: formales: embarazo, lactancia. Mujeres que no desean concebir (la melatonina tiene efecto anticonceptivo). Depresión, alergias, enfermedades autoinmunes, esclerosis en placas, linfoma, leucemia. Tratamientos a base de esteroides.
Precauciones particulares: los especialistas no aconsejan un consumo continuo de melatonina antes de los sesenta años. En caso de uso continuo, sugieren que se tome sólo a días alternos. La melatonina sintética es preferible a la melatonina natural, ya que esta última se extrae de la glándula pineal del buey.
Efectos negativos/efectos secundarios: se desconocen los efectos a largo plazo del consumo de melatonina. Parece ser, si embargo, que no evita la secreción natural, en opinión del doctor Michael Cohen que dirigió un estudio, realizado en los Países Bajos, en el cual mujeres tomaron cada día 75 mg de melatonina como anticonceptivo.
Incompatibilidad con otros medicamentos: desconocida.

Es necesaria la autorización médica antes de tomar cualquier sustancia de las descritas.

NADH
(Nicotinamida adenina dinucleótida)

Ver también: Euforizantes, p. 131

QUÉ ES

El NADH es una forma activa de la vitamina B3 (NAD) asociada a un átomo de hidrógeno. Cuando consumimos alimentos, el cuerpo transforma una parte de la vitamina B3 que contienen en NAD.

CÓMO ACTÚA

El NAD activa unos enzimas que permiten proporcionarnos la energía a partir de los azúcares y de las grasas de la alimentación. Interviene también en la multiplicación celular que se produce en la formación del embrión, después del feto y durante el crecimiento; también en la cicatrización, la reparación de los tejidos y la defensa contra los agentes infecciosos. Por último, permite la reparación del ADN, el soporte de nuestro código genético, cuando se ha visto perjudicado por los rayos solares, la contaminación, los productos tóxicos, los medicamentos y los radicales libres.

El NADH es un NAD enriquecido con un átomo de hidrógeno. Es un compuesto rico en energía que favorece la producción de energía en las mitocondrias, que son las «calderas» de las células. Es también una sustancia indispensable para la fabricación de dopamina, un neurotransmisor que interviene en los periodos de vigilia. Estas dos característica han hecho que sea probado en varios estudios como tratamiento para las enfermedades degenerativas como la enfermedad de Alzheimer o el Parkinson, con resultados satisfactorios. Estos estudios también han detectado un efecto antidepresivo en particular en los pacientes de menos de sesenta y cinco años.

Cómo se utiliza

El NAD has sido objeto de estudios clínicos para el tratamiento del Alzheimer y el Parkinson.

También se ha utilizado a título experimental como agente antienvejecimiento y en el tratamiento de las depresiones caracterizadas por un déficit de dopamina.

Dónde se encuentra

NADH: venta libre en algunos países.

Venta por correspondencia:

- Peggy's Health Center, 151 First Street, Los Altos, CA 94022, USA
- Tierra Marketing International (TMI), 223 N, Guadalupe, Suite 285, Santa Fe, NM 87501, USA
- Prolongevity, 10 Alden Road, Dept. A, Markham, Ontario, L3R2S1, Canadá

DOSIS HABITUALES

NADH: 5 mg al día como preventivo para el envejecimiento del cerebro. 10 a 15 mg al día en casos de depresión, enfermedad de Alzheimer y enfermedad de Parkinson.

PRECAUCIONES

Contraindicaciones: desconocidas.

Precauciones: desconocidas.

Efectos negativos/efectos secundarios: el NADH es una sustancia natural. Los estudios realizados en animales no demuestran efectos secundarios a dosis 7.000 veces superiores a las utilizadas en el ser humano. Los estudios clínicos en los enfermos no han detectado efectos secundarios. Sin embargo, los efectos a largo plazo se desconocen.

Incompatibilidad con otros medicamentos: desconocida.

Es necesaria la autorización médica antes de tomar cualquier sustancia de las descritas.

Papaverina

Ver también: Proamnésicos, p. 169

QUÉ ES

La papaverina es un alcaloide extraído del opio (1848) y sintetizado desde hace mucho tiempo para utilizar como relajante muscular y vasodilatador.

CÓMO ACTÚA

La papaverina dilata los vasos actuando sobre los músculos lisos de las arteriolas y de los capilares que irrigan los órganos, en particular el corazón y el cerebro. La papaverina es un derivado del opio, pero no produce dependencia.

CÓMO SE UTILIZA

Por vía oral, se utiliza en la insuficiencia cerebro-vascular, las isquemias, la claudicación intermitente, la embolia pulmonar y diferentes espasmos. Por vía intravenosa, se usa para favorecer las erecciones.

Al poseer un efecto vasodilatador, la papaverina se emplea como tratamiento en caso de déficit intelectual en las personas mayores.

También es utilizada por personas de todas las edades y con buena salud, para ayudar a la memorización, sobre todo en la fase de adquisición de conocimientos.

DÓNDE SE ENCUENTRA

Papaverina: EN FARMACIAS: SULMETIN PAPAVERINA®, RUBIA PABER®, ANGIOSEDANTE®.

DOSIS HABITUALES

Papaverina: consultar los prospectos de los medicamentos o consultar al médico.

PRECAUCIONES

Contraindicaciones: enfermedades cardiovasculares, glaucoma, enfermedades del hígado, enfermedad de Parkinson. Por precaución: embarazo y lactancia.

Precauciones: tomar durante las comidas.

Efectos negativos/efectos secundarios: piel amarilla (pocas veces), taquicardia y problemas vasomotrices; si se utiliza varias semanas seguidas, problemas gastrointestinales, de la visión, debilidad.

Incompatibilidad con otros medicamentos: no tomar con medicamentos hipotensores, L-dopa.

Es necesaria la autorización médica antes de tomar cualquier sustancia de las descritas.

Paracetamol

Ver también: Proamnésicos, p. 169

QUÉ ES

El paracetamol es la más importante de una serie de sustancias psicoactivas: los nootrópicos. Este término procede del griego y significa «que actúa sobre la mente».

El paracetamol tiene una estructura química similar a la del GABA, un neurotransmisor del cerebro, pero parece ser que no actúa sobre el mismo sistema.

CÓMO ACTÚA

El paracetamol actúa:

— favoreciendo la circulación de la información entre los dos hemisferios cerebrales.

— reforzando la resistencia cerebral a las agresiones físicas (por ejemplo, hipoxia) y químicas.

— estimulando la síntesis y la eficacia de neurotransmisores como la acetilcolina, el neurotransmisor de la memoria.

CÓMO SE UTILIZA

El paracetamol se recomienda en problemas cognitivos y vértigos. En los niños, se prescribe para los retrasos escolares patológicos.

También se utiliza para aumentar la memoria, la creatividad y, como dice alguien que la utiliza, «despertar el cerebro».

DÓNDE SE ENCUENTRA

Paracetamol: En farmacia: Anacervix®, Diemil®, Paracetamol Complex®, Piracetam Prodes®.

DOSIS HABITUALES

Paracetamol: 2,4 a 3 g al día en 3 tomas antes de las principales comidas (niños: 50 mg/kg de peso/día). El paracetamol actúa de 30 a 60 minutos después de su ingestión. Algunos recomiendan tomar dosis altas (4 a 8 g) durante los dos primeros días. Después las dosis bajas son suficientes.

PRECAUCIONES

Contraindicaciones: insuficiencia renal. Por precaución: embarazo y lactancia.

Precauciones: para evitar fenómenos de excitación e insomnio, es aconsejable tomarlo por la mañana y al mediodía (nunca después de las 17 horas).

Efectos negativos/efectos secundarios: pocas veces: nerviosismo, agitación, inestabilidad, problemas de sueño, problemas gastrointestinales.

Incompatibilidad con otros medicamentos: según algunos el efecto del paracetamol puede aumentar si se toma con colina (estimulante de la memoria). Puede aumentar los efectos de medicamentos como las anfetaminas.

Es necesaria la autorización médica antes de tomar cualquier sustancia de las descritas.

Piroglutamato (PCA)

Ver también: Proamnésicos, p. 169

QUÉ ES

El piroglutamato también es conocido por ácido carboxílico 2-oxo-pirrolidona o PCA. Pertenece a la familia de las pirrolidonas y su fórmula química es similar al piracetam.

CÓMO ACTÚA

Después de la ingestión oral, el piroglutamato pasa a través de la barrera sanguínea del cerebro, donde estimula las funciones cognitivas.

El piroglutamato se utiliza en Italia y Estados Unidos porque mejora la concentración, anima la mente y activa la memoria.

DÓNDE SE ENCUENTRA

Esta sustancia se encuentra en estado natural en las legumbres, las frutas, los productos frescos y la carne.

Poliglutamato: VENTA SIN RECETA.

Por correspondencia:

• NutriGuard Research, P.O. Box 865-A, Encinitas, CA, 92923, USA

DOSIS HABITUALES

Piroglutamato: 500 a 1.000 mg al día para la arginina piroglutamato (un poco menos para el piroglutamato puro).

PRECAUCIONES

Contraindicaciones: por precaución: evitar el consumo de suplementos durante el embarazo y la lactancia.

Precauciones: desconocidas.

Efectos negativos/efectos secundarios: no se ha detectado ningún efecto secundario. Los efectos a largo plazo no se conocen.

Incompatibilidad con otros medicamentos: desconocida.

Es necesaria la autorización médica antes de tomar cualquier sustancia de las descritas.

Prenenolona

Ver también: Vigorizantes, p. 115
Euforizantes, p. 131
Proamnésicos, p. 169

QUÉ ES

La prenenolona es una precursora de las hormonas esteroideas. Se origina de la transformación del colesterol y produce una serie de sustancias entre las cuales se encuentra la DHEA, la aldosterona, la testosterona y las hormonas sexuales femeninas. Al igual que la DHEA, las tasas de prenenolona disminuyen con la edad: entre los treinta y cinco y los setenta y cinco años, la tasa de prenenolona cae un 60 % en el cerebro.

La mayoría de los datos que se tienen sobre esta hormona se deben a Hans Selye, célebre neuroendocrino canadiense, conocido sobre todo por sus investigaciones sobre el estrés.

CÓMO ACTÚA

La prenenolona actúa sobre los procesos de la memoria vía una clase de receptores cerebrales denominados NMDA (N-metil-D-aspartato). La estimulación de estos receptores juega un importante papel en el almacenaje de la información.

CÓMO SE UTILIZA

La prenenolona se utilizó durante mucho tiempo para el tratamiento de la poliartritis reumatoide.

En Estados Unidos y otros países se usa por sus supuestas virtudes en la mejora de la memoria y de la resistencia al estrés. Este uso se basa sobre todo en estudios en animales y no es aceptada por las autoridades sanitarias.

DÓNDE SE ENCUENTRA

Prenenolona: en todos los países se vende con receta médica. Pero, muchas sociedades la venden por correspondencia sin ningún control prescriptivo.

- Smart Basics, 1626, Union Street, San Francisco, CA 94123, USA
- BIOS Biochemicals, 8989-309 E. Tanque Verde, Suite n.º 340, Tucson, AZ 85749, USA
- Tierra Marketing Internationa (TMI), 223 N. Guadalupe, Suite 285, Santa Fe, NM 87501, USA

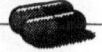

DOSIS HABITUALES

Prenenolona: 10 a 50 mg al día (un mes como máximo).
Se desconocen los efectos a largo plazo.

PRECAUCIONES

Contraindicaciones: desconocidas.
Precauciones: desconocidas.
Efectos negativos/efectos secundarios: desconocidos.
Incompatibilidad con otros medicamentos: desconocida.

Es necesaria la autorización médica antes de tomar cualquier sustancia de las descritas.

Robasina

Ver también: Proamnésicos, p. 169

QUÉ ES

La robasina es una alcaloide extraído de la planta de origen hindú *Rauwolfia serpentina*. Esta planta es una de las más importantes de la tradición médica de la India, ya que figura en la *Charka Samhita*, un tratado de medicina que data de 1.000 años antes de Cristo. En aquella época se suministraba como tratamiento para el insomnio y ciertas enfermedades mentales.

De esta planta se extrae el alcaloide reserpine, que durante mucho tiempo fue considerado un medicamento-milagro para la hipertensión, pero sobre todo como el primer neuroepiléptico por sus efectos calmantes.

CÓMO ACTÚA

La robasina es un regulador del aporte sanguíneo al cerebro que permite la oxigenación si es necesaria.

CÓMO SE UTILIZA

La robasina se receta en casos de problemas vasculares periféricos y cerebrales para corregir los déficits intelectuales de las personas mayores (problemas de atención y de memoria).

También es utilizada por personas con buena salud para mejorar la atención y el aprendizaje.

DÓNDE SE ENCUENTRA
Robasina: EN FARMACIAS: DUXOR®, ISKEDYL®, SALVALION®.

DOSIS HABITUALES
Robasina: 10 a 20 mg al día en varias tomas.

PRECAUCIONES
Contraindicaciones: por precaución: embarazo y lactancia.
Precauciones: desconocidas.
Efectos negativos/efectos secundarios: náuseas.
Incompatibilidad con otros medicamentos: desconocida.

Es necesaria la autorización médica antes de tomar cualquier sustancia de las descritas.

Sulbutiamina

Ver también: Proamnésicos, p. 169

QUÉ ES

La sulbutiamina es una molécula de síntesis similar a la vitamina B1.

CÓMO ACTÚA

La sulbutiamina actúa sobre los centros cerebrales del despertar. En los animales, mejora la resistencia a la fatiga muscular y la memoria.

CÓMO SE UTILIZA

La sulbutiamina se recomienda para el tratamiento de los estados de inhibición física o psíquica con baja actividad y apatía.

DÓNDE SE ENCUENTRA

Sulbutiamina: EN FARMACIAS: ARCALION®.

DOSIS HABITUALES
Sulbutiamina: 1 a 3 comprimidos al día.

PRECAUCIONES
Contraindicaciones: antecedentes de hipersensibilidad a este medicamento.
Precauciones: desconocidas.
Efectos negativos/efectos secundarios: a veces: alergia cutánea, agitación (personas mayores). En caso de sobredosis: agitación con euforia y temblores en las extremidades.
Incompatibilidad con otros medicamentos: desconocida.

Es necesaria la autorización médica antes de tomar cualquier sustancia de las descritas.

Taurina

Ver también: Antiestresantes, p. 57

QUÉ ES

La taurina es una sustancia emparentada con los aminoácidos azufrados. Es un derivado de otro aminoácido, la cisteína. La taurina es un componente de la bilis; juega un importante papel como agente desintoxicante. También es un antioxidante.

CÓMO ACTÚA

La taurina se une a productos tóxicos o contaminantes y provoca su eliminación por la bilis.

La taurina controla que la acción de los glóbulos blancos no sea perjudicial para el organismo. En efecto, los glóbulos blancos liquidan los virus y las bacterias «bañándolas» con el agua oxigenada y el agua de Javel que secretan. Pero estas sustancias corrosivas pueden perjudicar a los mismos glóbulos blancos provocando su muerte (lo que forma la pus) y alterar a las células vecinas. La taurina, por sus propiedades antioxidantes, protege los glóbulos blancos y los tejidos circundantes.

La taurina es también un agente antiestrés, que preserva el equilibrio entre el calcio y el magnesio. Actúa en sinergia con el magnesio a nivel de las neuronas.

Cómo se utiliza

La taurina se utiliza como agente antioxidante protegiendo contra la contaminación y los radicales libres. También se emplea como agente antiestrés, en sinergia con el magnesio.

Dónde se encuentra

En la alimentación: pescados, frutos de mar, algas.
Taurina: en forma de suplementos se vende en farmacias (preparados magistrales) también se encuentra en tiendas de dietética.

Dosis habituales
Taurina: 100 a 400 mg al día.

Precauciones
Contraindicaciones: desconocidas.
Precauciones: desconocidas.
Efectos negativos/efectos secundarios: no presenta efectos secundarios importantes.
Incompatibilidad con otros medicamentos: desconocida.

Es necesaria la autorización médica antes de tomar cualquier sustancia de las descritas.

Tirosina

QUÉ ES

La tirosina es un aminoácido, es decir, uno de los 20 constituyentes de base de las proteínas. No es un aminoácido esencial, ya que el cuerpo sabe fabricarlo a partir de otro aminoácido, la fenilalanina.

CÓMO ACTÚA

Como la fenilalanina, la tirosina es el material a partir del cual el cerebro fabrica los neurotransmisores dopamina, noradrenalina y adrenalina. Estos tres neurotransmisores intervienen en el estado de vigilia, la atención y el deseo. La noradrenalina favorece la combustión de las reservas de grasa del organismo para fabricar energía.

CÓMO SE UTILIZA

La tirosina se utiliza pura o asociada a otros nutrientes por sus efectos antiestrés y psicoestimulantes, confirmados en diversos estudios. Otros trabajos han demostrado que mejora el humor en algunas personas. La tirosina también se usapara adelgazar.

DÓNDE SE ENCUENTRA

Tirosina: EN FARMACIAS: CLINIMIX®, PRIMENE®, TRIVE 1000®.
También se encuentra en tiendas de dietética.

DOSIS HABITUALES

Tirosina: 500 a 1.000 mg al día, separadas de las comidas.

PRECAUCIONES

Contraindicaciones: tratamiento antidepresivo de los IMAO, migrañas, hipertensión, enfermedades cardíacas, cáncer, embarazo, lactancia
Precauciones: no superar los 2.000 mg al día.
Efectos negativos/efectos secundarios: a dosis altas: insomnio, irritabilidad, hipertensión. Pocas veces, migrañas.
Incompatibilidad con otros medicamentos: desconocida.

Es necesaria la autorización médica antes de tomar cualquier sustancia de las descritas.

Valeriana
(*Valeriana officinalis*)

Ver también: Hipnóticos, p. 149

QUÉ ES

La valeriana es una planta europea y norteamericana utilizada tradicionalmente como sedante. Contiene varios principios activos, como valepotriatas y glicósidas.

CÓMO ACTÚA

Las valepotriatas de la valeriana parecen ser las responsables de su efecto sedante, probablemente por una acción sobre la síntesis y el transporte del GABA al cerebro.

CÓMO SE UTILIZA

La valeriana se utiliza para favorecer el sueño y como tranquilizante.

DÓNDE SE ENCUENTRA

Valeriana: En tiendas de dietética, herbolarios, farmacias.
En farmacias: Baldrian®, Tauval®, Valeriana Orto®.

Dosis habituales

Valeriana: (extracto al 0,42 % de ácidos sesquiterpénicos): 500 a 1.000 mg al día, media hora antes de acostarse.

Precauciones

Contraindicaciones: por precaución: embarazo y lactancia.

Precauciones: no utilizar durante largos períodos de tiempo o hacerlo bajo control médico. Reducir las dosis cuando se obtiene el efecto buscado. No dar a los niños.

Efectos negativos/efectos secundarios: a dosis altas: dolor de cabeza, problemas de visión, agitación, problemas gastrointestinales.

Incompatibilidad con otros medicamentos: desconocida.

Es necesaria la autorización médica antes de tomar cualquier sustancia de las descritas.

Vasopresina

Ver también: Proamnésicos, p. 169

QUÉ ES

La vasopresina es una hormona secretada por la hipófisis.

CÓMO ACTÚA

La vasopresina tiene un efecto diurético: estimula la reabsorción del agua a nivel del riñón. Interviene también en la contracción de los músculos lisos (arterias, arteriolas).

Permite la incorporación de nuevas informaciones al cerebro. El aprendizaje o la adquisición de estas informaciones no se produciría sin la acción de la vasopresina. También facilita la restitución de la información almacenada en la memoria. El consumo de alcohol y de marihuana bloquea la liberación de la vasopresina natural, lo que puede explicar que los consumidores de estas drogas tengan problemas de memoria.

CÓMO SE UTILIZA

En algunos países se prescribe para el tratamiento de la diabetes insípida.

También se utiliza para facilitar la memoria.

DÓNDE SE ENCUENTRA

Vasopresina: EN FARMACIAS: VASOPRESINA SANDOZ®.

DOSIS HABITUALES
Vasopresina: 12 a 18 UI/día, o bien de 2 a 3 pulverizaciones.

PRECAUCIONES
Contraindicaciones: embarazo y lactancia; insuficiencia coronaria, hipertensión, epilepsia, alergia.
Precauciones: los médicos prescriben la vasopresina como proamnésico y aconsejan utilizarla sólo de forma puntual.
Efectos negativos/efectos secundarios: cefaleas, náuseas, calambres abdominales, sequedad de las mucosas, picor e irritación de las fosas nasales.
Incompatibilidad con otros medicamentos: desconocida.

Es necesaria la autorización médica antes de tomar cualquier sustancia de las descritas.

Vitaminas

QUÉ SON

Las vitaminas son sustancias orgánicas necesarias para la vida. El hombre no las sintetiza o las sintetiza de forma insuficiente. Por lo tanto, deben ser continuamente aportadas por la alimentación.

El papel y la utilización de las vitaminas ya ha sido detallado por el autor de este libro.[1] Ahora sólo veremos su papel en las funciones mentales.

CÓMO ACTÚAN

— La vitamina B1 o tiamina es indispensable para la transmisión del influjo nervioso y de la memoria, ya que permite al cerebro fabricar acetilcolina. Es también un neurotransmisor. Por último, contribuye al aprovisionamiento energético del cerebro.

— La vitamina B2 o riboflavina es un antioxidante: permite al organismo combatir los radicales libres que están relacionados con la aparición de enfermedades degenerativas como el Alzheimer o el Parkinson.

— La vitamina B3 o nicotinamida participa en la síntesis de los neurotransmisores dopamina, noradrenalina y serotoni-

---

1. *Le nouveau guide des vitamines,* Thierry Souccar/ Dr. Jean-Paul Curtay (prefacio del Dr. Jean Dausset, premio Nobel de medicina), ed. de Seuil, 1996.

na. Además, favorece indirectamente el aumento de la tasa de serotonina en el cerebro, guiando el triptófano (otro aminoácido) hacia la producción de serotonina, más que hacia la producción de vitamina B3.

— La vitamina B5 es necesaria para la síntesis de la acetilcolina, neurotransmisor de la memoria. En grandes dosis, activa el sistema nervioso parasimpático (digestión, excreción, reposo, reparación de los tejidos).

— La vitamina B6 o piridoxina facilita la adaptación al estrés en la medida que permite al organismo procurarse la taurina. Interviene en la síntesis de los neurotransmisores dopamina, serotonina, noradrenalina, GABA. Juega un importante papel en la regulación del humor y de la ansiedad. Por último, alivia los síntomas del síndrome premenstrual, así como el llanto y la irritabilidad de los recién nacidos.

— La vitamina B9 interviene en la síntesis del aminoácido metionina, que contribuye a la fabricación de los neurotransmisores acetilcolina, serotonina, dopamina, noradrenalina. Uno de cada cuatro depresivos presentan déficit de vitamina B9.

— La vitamina B12 participa como la vitamina B9 en la síntesis de metionina. Su déficit se acompaña de problemas psíquicos. Esta vitamina es indispensable para la producción de energía y el mantenimiento del tono. Por último, protege la integridad de la vaina que rodea las fibras nerviosas (mielina) y la calidad de las transmisiones nerviosas.

En conjunto, las vitaminas del grupo B pueden tomarse sin demasiados riesgos.

— La vitamina C es necesaria para la síntesis de la carnitina, importante en la lucha contra la fatiga. Permite la síntesis de la noradrenalina periférica, una hormona que entra en acción en las situaciones de estrés (y que también es indispensable para mantener el tono), y de la noradrenalina cerebral, el neurotransmisor de la vigilia y la concentración. Por estas razones, contribuye a acelerar el metabolismo y facilita la pérdida de peso. Por último, es un antioxidante importante que previene de los estragos de los radicales libres.

— La vitamina E es un antioxidante de primera categoría que protege las grasas del cuerpo de la oxidación y, en particular, las que constituyen las membranas de las células nerviosas. Un déficit de vitamina E podría ser un factor suplementario en el riesgo de aparición de la enfermedad de Parkinson, una enfermedad en la cual la mayoría de las hormonas dopaminérgicas han desaparecido.

CÓMO SE UTILIZAN

Por múltiples razones —la principal es la disminución de la cantidad de calorías suministradas en nuestra alimentación—, la mayoría de la población no ingiere la cantidad de vitaminas necesarias. Por lo tanto, en muchos países es una práctica generalizada la ingestión de complementos vitamínicos y minerales.

Esta práctica se basa en una cuantiosa literatura científica que demuestra que carencias vitamínicas y de minerales durante varios años implican deficiencias en las reacciones bioquímicas; se es más vulnerable a las infecciones, a la fatiga física e intelectual y, en algunos casos, a enfermedades graves como la diabetes, la osteoporosis, el cáncer, las enfermedades coronarias y las neurodegenerativas.

Los suplementos de vitaminas y minerales han demostrado en muchos estudios controlados que mejoran la resistencia a la fatiga. También mejoran la memoria y el ánimo. Estudios realizados en niños han demostrado un aumento de su CI después de la toma de suplementos.

Dónde se encuentran

Las vitaminas y los minerales deben ser absorbidos de la alimentación, privilegiando los alimentos completos (arroz, pan, pastas) sobre los alimentos refinados; las frutas y las legumbres frescas o los zumos de fruta puros al 100 %, a razón de 5 a 6 piezas cada día; las aves y las carnes de animales criados; los pescados grasos (salmón, fletán, sardina, arenque) cocinados al vapor o al baño maría; nueces, avellanas y almendras a diario; aguas minerales ricas en calcio y magnesio, yogures.

Pero aun ingiriendo todos estos alimentos, quizás no alcancemos al aporte necesario de vitaminas y minerales, en particular de las vitaminas E, B6, B9 y B12, así como de calcio y magnesio. Por lo tanto, es aconsejable completarlo con un aporte diario de vitaminas y minerales en dosis moderadas.

¿Cómo elegir un complemento vitamínico? Veamos unas reglas que tendremos en cuenta:

— En el caso de las mujeres en edad de tener hijos, evitar los complementos que aporten más de 5.000 UI de vitamina A al día.

— En el caso de los hombres, evitar los complementos que contengan hierro.

— En todos los casos, evitar los complementos que asocian en la misma pastilla vitamina C y hierro (salvo si el fabricante precisa que este último está protegido). La asociación de hierro libre y vitamina C provoca radicales libres que pueden dañar los tejidos y oxidar las grasas.

Estos consejos llevan a evitar la mayoría de las marcas que se encuentran en los grandes almacenes y una parte de las que se venden en farmacias. Deben comprarse en tiendas de dietética y por correspondencia.

DOSIS HABITUALES

Las dosis aconsejadas para consumir a diario son suficientes para la mayoría de vitaminas y minerales, salvo para la vitamina E, cuyos aportes deben ser de 50 a 400 UI/al día.

PRECAUCIONES

Las vitaminas no son peligrosas en las dosis que se encuentran en los preparados comerciales. Veamos, sin embargo, algunas reglas para garantizar una completa inocuidad:

— Vitamina A: no superar los 5.000 UI/día en las mujeres en edad de procrear

— Vitamina B1: no tóxica a cualquier dosis

— Vitamina B2: no tóxica a cualquier dosis

— Vitamina B3: no superar los 50 mg/día durante varios meses

— Vitamina B5: no tóxica a cualquier dosis

— Vitamina B6: no superar los 50 mg/día durante varios meses

— Vitamina B8: no tóxica a cualquier dosis

— Vitamina B9: asociar siempre a la vitamina B12

— Vitamina C: no tóxica a cualquier dosis

— Vitamina D: no superar los 2.000 UI/día (1.000 UI/día en el bebé; 1.500 UI/día en los niños)

— Vitamina E: precaución en las personas con riesgo de sufrir hemorragias

Es necesaria la autorización médica antes de tomar cualquier sustancia de las descritas.

Yohimbina
(*Corynanthe yohimbe*)

Ver también: Afrodisíacos, p. 95

QUÉ ES

Este árbol crece en la zona oeste de África. Desde hace siglos, las tribus de la región fabrican un té destilado a partir de su corteza. Esta infusión se utiliza para estimular la libido masculina. El clorhidrato de yohimbina (un alcaloide) es el principio activo.

CÓMO ACTÚA

La yohimbina estimula un proceso bioquímico que juega un importante papel en la erección. En efecto, la yohimbina bloquea el funcionamiento de una red particular de células nerviosas (sistema alfa-2-adrenérgico), que favorece el flujo de sangre a las arterias del pene y al mismo tiempo impide que se retire por las venas.

Así, la yohimbina estimula la secreción del neurotransmisor noradrenalina, que interviene en el deseo sexual. Se opone a los efectos de la serotonina, un neurotransmisor que ejerce un efecto negativo en la actividad sexual.

CÓMO SE UTILIZA

La yohimbina se prescribe en el tratamiento de la impotencia y de una forma de hipotensión.

La yohimbina se consideró una droga «psicodélica» en los años sesenta porque tenía la reputación de devolver el buen humor en algunos. En todo el mundo es utilizada por personas con buena salud como estimulante del deseo sexual.

DÓNDE SE ENCUENTRA
Yohimbina: en farmacias y tiendas de dietética.

DOSIS HABITUALES
Yohimbina: 16 a 20 mg al día en 3 tomas.

PRECAUCIONES
Contraindicaciones: insuficiencia renal; insuficiencia hepática; espasmos vasculares cerebrales y en la retina; embarazo y lactancia.
Precauciones: no superar la dosis máxima de 100 a 200 mg en 24 horas en una toma.
Efectos negativos/efectos secundarios: a veces ansiedad. En sobredosis: náuseas, dolor abdominal, vómitos, diarrea, hormigueo, temblores, problemas vasomotrices, taquicardia, hipotensión, precordialgias, reducción del flujo urinario.
Incompatibilidad con otros medicamentos: no asociar a la clonidina y similares.

Es necesaria la autorización médica antes de tomar cualquier sustancia de las descritas.

Zinc

Ver también: Afrodisíacos, p. 95
                                Psicoactivos, p. 199

QUÉ ES

El zinc es un mineral esencial para la vida, ya que activa al menos 200 reacciones diferentes del organismo. El cuerpo contiene de 2 a 3 g.

CÓMO ACTÚA

El zinc es indispensable para la síntesis de los ácidos nucleicos que entran en la composición del programa genético. Por lo tanto, es indispensable para la multiplicación celular, la fertilidad, la cicatrización. También interviene en la síntesis de las proteínas. Es necesario para la formación y la secreción de las hormonas testosterona, hormona del crecimiento, insulina, timulina (sistema inmunitario). Participa en la lucha contra los radicales libres por su presencia en el enzima superóxido-dismutasa (SOD).

CÓMO SE UTILIZA

El zinc se utiliza en muchas situaciones (por ejemplo, para favorecer el crecimiento de los niños o para superar un resfriado) y para estimular las secreciones de testosterona en aquellos que son deficitarios en zinc.

DÓNDE SE ENCUENTRA
En la alimentación: ostras, moluscos, hígados, carne roja, yema de huevo, levadura de cerveza, zanahorias, féculas.
Se vende en tiendas de dietética y farmacias.

DOSIS HABITUALES
Zinc: 10 a 100 mg al día.

PRECAUCIONES
Contraindicaciones: infecciones bacterianas (suspender la toma).
Precauciones: no superar los 100 mg al día en varias semanas.
Efectos negativos/efectos secundarios: a veces: náuseas, problemas gastrointestinales. A dosis altas: riesgo de deterioro de la inmunidad.
Incompatibilidad con otros medicamentos: zinc y hierro se neutralizan. No asociarlos en la misma toma. A dosis altas, el zinc puede dificultar la absorción del cobre.

Es necesaria la autorización médica antes de tomar cualquier sustancia de las descritas.

Léxico

Accidente vascular cerebral: Accidente ocasionado en las neuronas después de la obstrucción de una arteria o después de una hemorragia.

Acetilcolina: Neurotransmisor secretado en ciertas terminaciones nerviosas y que juega un importante papel en la memoria. La acetilcolina se fabrica a partir de la colina y de la vitamina B5.

Aminoácido: Elemento constitutivo de las proteínas. Durante la digestión, los aminoácidos se separan entre sí. Veinte de ellos el cuerpo los reutilizará para fabricar las proteínas o para sintetizar los neurotransmisores

— 9 aminoácidos son esenciales, es decir, el cuerpo no puede fabricarlos y se deben obtener de la alimentación: histidina, isoleucina, leucina, lisina, metionina, fenilalanina, treonina, triptófano y valina.

— Los otros son accesorios: ácido aspártico, ácido glutámico, alanina, arginina, asparagina, cisteína, glutamina, glicina, ornitina, prolina, serina, tirosina.

Aminoácido azufrado: Se denomina así a un aminoácido que contiene una molécula de azufre: metionina, cisteína, cistina, taurina.

Ácido desoxirribonucleico (ADN): Es el material genético de la mayoría de los organismos vivos y el constituyente de los cromosomas. Cuando una célula se divide, el ADN se duplica de manera que las dos moléculas hermanas sean idénticas a la molécula madre. El ADN contiene toda la información necesaria para el desarrollo del ser humano y su funcionamiento. Cada célula sólo explica una parte de su «programa».

Ácido graso: Es el elemento principal de las materias grasas. Un ácido graso se presenta en forma de una cadena de átomos de carbono. Cuando cada carbono está unido al número máximo de átomos de hidrógeno que puede aceptar, se dice que el ácido está saturado. Al contrario, cuando 2 átomos de carbono se unen en un doble vínculo y pueden aceptar un átomo de hidrógeno, se dice que el ácido está monoinsaturado. Cuando existe más de un doble vínculo, el ácido graso está poliinsaturado.

Ácido nucleico: Sustancia orgánica que puede ser de dos clases: ADN y ARN, que contienen el programa genético de cada célula.

Ácido ribonucleico (ARN): Ácido nucleico encargado de encauzar la información genética del ADN para que sirva de programa para la fabricación de las proteínas.

Activo (principio): Molécula o compuesto químico que posee un efecto fisiológico o terapéutico.

Adiposo (tejido): Es el tejido de almacén de las reservas energéticas en forma de grasas.

ADN: Ver Ácido desoxirribonucleico.

Adenosin trifosfato (ATP): Sustancia rica en energía que surge de la combustión de los azúcares y de las grasas y que se almacena en cada célula.

Adrenalina: Hormona secretada por las glándulas suprarrenales, en respuesta a una situación de estrés. Se fabrica a partir de un aminoácido, la tirosina.

Alzheimer (Enfermedad de): Degeneración del cerebro acompañada de pérdida de memoria y que conduce a la demencia. El origen de esta enfermedad es desconocido, pero diversos trabajos señalan a los radicales libres como posibles culpables.

Andrógeno: Hormona sexual masculina, como la testosterona.

Antihistamínico: Medicamento que se opone a los efectos de la histamina y que se utiliza en el tratamiento de la alergia.

Antioxidante: Sustancia que protege los tejidos de los desgastes ocasionados por los radicales libres. Los principales antioxidantes del organismo son las vitaminas C y E, los carotenoides (betacaroteno, licopeno), los aminoácidos cisteína y taurina y los enzimas (glutation peroxidasa, catalsa, superóxido dismutasa).

Aporte nutritivo aconsejado (ANC): Valores establecidos por un comité de expertos destinados a evitar las carencias en vitaminas y minerales del 97,5 % de la población. Para una parte importante de la población, la alimentación, aunque sea variada, no llega a cubrir el ANC de ciertas vitaminas y minerales.

ARN: Ver Ácido ribonucleico.

Arteriosclerosis: Pérdida de elasticidad y endurecimiento de las arterias.

Astenia: Estado de fatiga física o psíquica.

Aterosclerosis: Forma de arteriosclerosis debida a que las arterias se vuelven duras y gruesas por la acumulación de partículas de colesterol oxidadas. Estas partículas provocan la formación de una placa de ateroma, que disminuye el diámetro de las arterias y frena el paso de la sangre, lo que puede desembocar en un infarto o en un accidente vascular cerebral.

ATP: Ver Adenosin trifosfato.

Autónomo (Sistema nervioso): Parte del sistema nervioso que funciona sin control consciente (y que controla el corazón, las glándulas, el hígado, etc.).

Biodisponibilidad: Se dice de la absorción y de la utilización de una sustancia por el organismo.

Carnitina: Molécula derivada de un aminoácido que permite transportar los ácidos grasos a través de la membrana de las mitocondrias, las centrales energéticas de la células para ser quemadas y proporcionar energía. Los suplementos de carnitina ejercen efectos positivos sobre la fatiga y la salud de las neuronas.

Catecolaminas: Se dice de los neurotransmisores sintetizados a partir de los aminoácidos fenilalanina y tirosina. Las principales catecolaminas son la dopamina, la adrenalina y la noradrenalina.

Célula: Unidad de base de la materia viva. Las células están rodeadas de una membrana que selecciona las sustancias que pasan al interior o salen de la célula. Las células contienen también un núcleo, el cual alberga el material genético. Las mitocondrias contienen los enzimas de los que depende la producción de energía a partir de la alimentación. Las nuevas células se forman gracias a un procedimiento durante el cual cada gen se copia. Las células se asocian para formar tejidos.

Cerebrovascular: Se dice de todo lo referente a los vasos cerebrales.

Colinérgico: Fibra nerviosas cuyas células secretan el neurotransmisor acetilcolina.

Coenzima: Sustancia necesaria para el funcionamiento de un sistema enzimático. El coenzima se une al enzima para activarlo. Los coenzimas son, normalmente, vitaminas o minerales.

Cortisol: Hormona esteroidea secretada por las glándulas suprarrenales.

Déficit: El déficit en una vitamina aparece cuando el organismo dispone de una cantidad insuficiente para asegurar el óptimo funcionamiento de las reacciones que necesitan esta vitamina. Un déficit grave y marcado es una carencia.

Demencia: Alteración del funcionamiento cerebral que se traduce en problemas del comportamiento y del razonamiento. Los déficit en ciertas vitaminas del grupo B pueden provocar estados de demencia.

Dopamina: Neurotransmisor que interviene en el comportamiento de la vigilia, el descubrimiento y el estado de alerta.

Dopaminérgico: Fibra nerviosa cuyas células terminales secretan el neurotransmisor dopamina.

Endocrinas: Se dice de las glándulas que secretan hormonas directamente en la sangre (en particular: hipófisis, tiroides y paratiroides, suprarrenales, páncreas, testiculares y ováricas).

Enzima: Se trata de una proteína cuya función «operar» otra sustancia para transformarla permanentemente. Un enzima es una máquina bioquímica que añade o suprime elementos, los modifica, corta las moléculas o las asocia, etc. Los enzimas, como las máquinas, necesitan «llaves» para accionarlas. Esta llave que las activa se denomina coenzima. Muchas vitaminas juegan el papel de coenzimas, lo que explica en parte su importante papel en el organismo. La sustancia operada por el enzima se denomina sustrato. Los enzimas se reconocen por su terminación en «asa». Por ejemplo, la glucosa-oxidasa es el enzima encargado de oxidar el sustrato glucosa, las proteasas parten las proteínas para «digerirlas» y permiten su absorción bajo la forma de aminoácidos, una elongasa puede alargar la cadena de carbonos de un ácido graso, una lisil-oxidasa puede unir entre sí dos ramas de colágeno, etc.

Estudio controlado: Experiencia en la cual los resultados obtenidos con la administración de una sustancia activa son comparados a los obtenidos con un placebo. Para ello, se seleccionan dos grupos de individuos similares. Un grupo recibe la sustancia activa, mientras que el otro grupo recibe el placebo; la composición de cada grupo se realiza a suertes. El grupo placebo se denomina «grupo de control», de donde procede el término estudio controlado. La posible diferencia en los resultados, si es significativa desde el punto de vista estadístico permite valorar los efectos debidos a la sustancia activa.

Estudio clínico: Ensayo terapéutico para medir la eficacia de un tratamiento, de un suplemento o de una modificación en la alimentación de un grupo de personas. Cuando otro grupo de personas comparables recibe al mismo tiempo otro tratamiento o ninguno, se trata de un estudio controlado.

Estudio de doble ciego: Estudio en el transcurso del cual los participantes y los médicos ignoran a quién suministran las píldoras que contienen un producto A y las que contienen un producto B; los tratamientos se presentan bajo forma que no es posible diferenciarlos. El producto B puede ser un placebo y, en este caso, se trata de un estudio doble ciego contra placebo.

Estudio de doble ignorancia: Ver Estudio de doble ciego.

Estudio experimental: Estudio realizado en animales de laboratorio.

Estudio in vitro: Estudio realizado en laboratorio sobre cultivos celulares animales o humanos.

Estudio in vivo: Estudio realizado sobre un organismo vivo, animal o humano.

Estudio de intervención: Ver Estudio clínico.

Estudio longitudinal: Ver Estudio prospectivo.

Estudio contra placebo: Ver Estudio controlado.

g: gramo

GABA (Ácido gamma-aminobutírico): Neurotransmisor inhibidor de la actividad cerebral: contribuye a controlar el nivel de despertar y de ansiedad. Se sintetiza en el cerebro a partir del ácido glutáminico, un neurotransmisor excitante gracias a la intervención de la vitamina B6.

Gen: Unidad de base de la herencia, constituyente del cromosoma. Un gen es portador de una información molecular que determina una carac-

terística particular: puede revestir varias formas que dictaminarán el aspecto característico; por ejemplo, el color de los ojos. Cada gen se traduce en una o varias proteínas. El carácter único de nuestros genes (integralmente idénticos sólo en los mellizos) es responsable de nuestra individualidad bioquímica.

Gingko Biloba: Extracto del árbol gingko que tiene un efecto positivo sobre la circulación cerebral y es un potente antioxidante.

Glúcidos (hidratos de carbono): Se separan en dos categorías: los «azúcares rápidos» (o solubles o simples), que pasan a la sangre en pocos minutos, y los «azúcares lentos» (o insolubles o complejos), que pasan a la sangre en varias horas. Junto con los lípidos y algunos aminoácidos, es una de las tres fuentes de energía de la alimentación y la más rápidamente utilizada por numerosas células, por ejemplo, a nivel del cerebro. Ejemplos de glúcidos: azúcar, fruta, legumbres, arroz, pastas, pan.

Glucosa: Azúcar con 6 átomos de carbono muy abundante en la naturaleza (miel, azúcar, almidón) y que representa la más importante fuente de energía para el cuerpo.

Histamina: Sustancia química fabricada por el organismo, que dilata los pequeños vasos sanguíneos, contracta los músculos lisos alrededor de los bronquios y estimula las secreciones gástricas. La histamina se secreta después de la exposición a un alergeno o durante los fenómenos inflamatorios. Juega el papel de neurotransmisor en el cerebro.

Hormona: Sustancia química fabricada por las glándulas endocrinas (timo, epífisis, hipófisis, tiroides, paratiroides, suprarrenales, ovarios, testículos, páncreas), que regula numerosas funciones corporales.

Inhibición: Fenómeno que enlentece una actividad biológica.

Ion: Átomo que ha perdido o ganado uno o varios electrones. Por esto, su carga eléctrica no es neutra. Si el átomo pierde uno o varios electrones, su carga global será positiva, ya que el electrón es negativo. Este átomo se denomina catión (ejemplo: el ion sodio se escribe Na+). Al contrario, un átomo que gana uno o varios electrones es negativo: se trata de un anión (ejemplo: el ion cloro se escribe Cl-).

Krebs (Ciclo de): Serie de reacciones celulares que juegan un papel primordial en la vida de los organismos aeróbicos. El ciclo de Krebs proporciona a los sustratos la energía (azúcares, grasas, aminoácidos) necesaria para la síntesis del ATP, la «moneda energética» celular. La degradación de la glucosa y la oxidación de los aminoácidos y de los ácidos grasos producen acetil-CoA gracias a la intervención de las vitaminas B5 y B8. El acetil-CoA es la puerta de entrada al ciclo de Krebs. El ciclo

se desarrolla en el interior de las mitocondrias y recurre a los enzimas. Las funciones del ciclo dependen de las vitaminas B1, B2 y B3 y del magnesio.

Lípidos: Sinónimo de grasas. Con los glúcidos y las proteínas son una de las tres fuentes de energía de la alimentación: mantequilla, margarina, aceites vegetales, yema de huevo.

Enfermedad coronaria: Enfermedad de las arterias coronarias, normalmente por problemas de aterosclerosis. Puede provocar un infarto de miocardio (crisis cardíaca) o una angina de pecho (dolor de esfuerzo, debido a la disminución del diámetro de las arterias).

Metabolismo: Conjunto de transformaciones bioquímicas que tienen lugar en el organismo.

Metabolismo de base: Cantidad de energía consumida por el organismo en reposo para afrontar las necesidades fisiológicas vitales (temperatura, latidos cardíacos, respiración, renovación de los tejidos, etc.).

Metabolito: Sustancia surgida de la transformación de otra sustancia.

Metionina: Aminoácido esencial y uno de los principales componentes del grupo de los metiles, muy consumidos por el organismo. Los grupos metiles facilitan la combustión de los ácidos grasos (por síntesis de carnitina), la contracción muscular (por síntesis de creatina), previenen la acumulación de grasas en el hígado (por síntesis de colina), garantizan la salud de la membranas celulares (por síntesis de fosfatidilcolina), favorecen la transmisión del influjo nervioso (por síntesis de acetilcolina y adrenalina), la reproducción celular y la prevención de ciertos tipos de cáncer (por síntesis de purinas y metilación de los genes).

Metilación: Reacción química por la cual una sustancia recibe un grupo metil.

Metil: Agrupación de fórmula CH_3, importante metabolismo sobre todo por la intervención de metiles como la betaína, la colina y la metionina. El ácido fólico, la vitamina B12 y la B6 participan en las reacciones necesarias para la metilación.

mcg: microgramo (una millonésima de gramo).

mg: miligramo (una milésima de gramo).

Minerales: Elementos inorgánicos presentes en el suelo y que consumimos en pequeñas cantidades por su presencia en los vegetales, los productos animales y las aguas. Algunos son indispensables porque forman parte de la composición de los tejidos (calcio de los huesos), porque participan en la síntesis de energía (manganesio intracelular), porque participan en el equilibrio iónico entre las células y los líquidos

extracelulares (sodio, potasio), porque activan los enzimas (zinc, cobre, selenio, manganeso), porque forman parte de las hormonas (yodo) o de las proteínas (hierro de la hemoglobina), porque modulan la acción de receptores (cromo, zinc), etc. Otros son menos deseables porque su papel biológico no es totalmente conocido y su acumulación en el organismo origina problemas. Es el caso del mercurio, del plomo, del cadmio, del aluminio, del arsénico, etc. Otros, a dosis generalmente superiores a las necesarias, pueden ocasionar problemas (cobre, hierro, manganeso).

Molécula: La fracción más pequeña de un cuerpo químico que posee las propiedades de ese cuerpo. Se trata de una asociación de varios átomos (un mínimo de dos).

Neurotransmisor: Molécula que sirve de señal de comunicación entre neuronas o entre una neurona y una célula especializada. Actualmente se conocen más de 20 neurotransmisores. Los más estudiados son la dopamina, la noradrenalina, la acetilcolina y la serotonina. El neurotransmisor se almacena en las vesículas de una terminación nerviosa. Bajo la influencia de una señal eléctrica, las vesículas liberan su contenido a través del espacio que separa la terminación nerviosa de otra célula nerviosa. Las moléculas del neurotransmisor van a alojarse en los receptores de la célula destino. Esta intrusión genera una corriente eléctrica. Por este mecanismo se transmiten los impulsos eléctricos de una célula a otra. Cuando el neurotransmisor ha sido utilizado o bien se destruye o bien es reutilizado por la célula que lo había enviado. Los neurotransmisores son los responsables del despertar, del apetito, de la libido, del humor, de las emociones, de la dicción, del pensamiento, de la memoria, etc.

Noradrenalina: Neurotransmisor que interviene en el despertar, en la atención y en la concentración.

Noradrenérgico: Fibra nerviosa cuyas células terminales secretan la hormona noradrenalina.

Neurona: Célula del sistema nervioso responsable de la comunicación de las estructuras cerebrales entre sí. El cerebro tiene más de 100 millardos de neuronas.

Neuropatía: Afección del sistema nervioso.

Neuropatía periférica: Afección de una raíz nerviosa que afecta a los miembros y provoca déficit motores (parálisis), musculares (pérdida de fuerza) o sensitivos.

Neuritis: Inflamación de un nervio.

Nutriente: Sustancia elemental que puede ser directa y totalmente asimilada por el organismo. El nutriente es el final de la digestión de los alimentos. Los aminoácidos,

los ácidos grasos, las vitaminas y los minerales son nutrientes.

Estrógenos: Hormonas sexuales femeninas que originan los caracteres sexuales secundarios. Los estrógenos desempeñan numerosas funciones, entre otras, desarrollar las glándulas mamárias, prepara al útero para recibir un óvulo fertilizado y contribuir a las modificaciones necesarias para llevar a cabo hasta el final un embarazo. En la menopausia, la tasa de estrógenos cae rápidamente, lo que provoca pequeños problemas como acaloramiento y más serios como depresión y desmineralización de los huesos.

Oligoelementos: Son nutrientes que el organismo sólo necesita en pequeñas cantidades. Se trata de elementos minerales (hierro, zinc, cromo, selenio, cobre, manganeso, etc.). Esta denominación tiende a desaparecer en favor del término genérico «minerales».

Oxidativo (estrés): Nivel de problemas moleculares y celulares vinculados a la oxidación por los radicales libres. El estrés oxidativo está en función de la cantidad de radicales libres que afectan al organismo y de la eficacia de sus defensores antioxidantes (estatuto vitamínico y mineral en particular). El estrés oxidativo puede evaluarse por criterios biológicos.

Oxidación: En bioquímica, la oxidación es la combinación de un cuerpo con el oxígeno (acompañado de pérdida de hidrógeno). En química —y de forma más general— es una reacción que se traduce en una pérdida de electrones.

Parkinson (enfermedad de): Enfermedad crónica del sistema nervioso unida a bajas tasas del neurotransmisor dopamina. Se traduce en temblores incontrolables y rigidez muscular. Los procesos oxidantes y la acumulación de hierro en las neuronas están relacionados en la aparición de esta patología.

Patología: Enfermedad.

Patógeno: Que provoca una enfermedad.

Fosfolípido: Molécula de grasa que contiene ácido fosfórico, con un alcohol asociado a una sustancia nitrógena y dos ácidos grasos. Cuando la sustancia nitrógena es una colina, se trata de una fosfatidilcolina o lecitina. Los fosfolípidos son importantes constituyentes de las membranas celulares.

Fenoles: El término fenol abarca los fenoles simples, los ácidos fenólicos, los derivados del ácido hidroxicinámico y los flavonoides. Son compuestos orgánicos que se encuentran en todos los vegetales, normalmente en altas concentraciones, y de los cuales podemos llegar a absorber varios gramos cada día. Los fenoles tienen propiedades antioxidantes que podrían explicar la protección que

ofrecen los regímenes ricos en frutas y legumbres contra el cáncer y ciertas enfermedades coronarias.

Placebo: Compuesto inerte (carente de acción farmacológica), utilizado en estudios clínicos para testar la eficacia de una sustancia activa. En un estudio contra placebo, un grupo de voluntarios toma una píldora carente de efecto, mientras que un grupo comparable toma la sustancia activa. La importancia del placebo se encuentra en eliminar, en la comparación entre las sustancia activa y su carencia, el efecto de autosugestión, denominado «efecto placebo».

Precursor: Sustancia química que puede ser transformada en el organismo en otra sustancia.

Progesterona: Hormona sexual femenina cuyo papel consiste en preparar al útero para la fijación y desarrollo del huevo fecundado y que modula los efectos de los estrógenos.

Prostaglandinas: Grupo de sustancias próximas a las hormonas, surgidas de la transformación de los ácidos linoleico y alfalinoleico, que poseen afectos fisiológicos importantes (contracción de los tejidos blandos, dilatación de los vasos, respuesta inflamatoria).

Proteínas: Junto con los glúcidos y los lípidos son una de las fuentes de energía de la alimentación. El organismo las utiliza para construir, mantener y reparar los tejidos. Existen proteínas animales (en la carne, la clara de huevo, el pescado) y vegetales (soja, cereales). Las primeras contienen la mayoría de los aminoácidos esenciales (no sintetizables por el organismo); las segundas deben unirse para sintetizarse.

Psicosis: Enfermedad mental caracterizada por problemas de personalidad, pérdida de contacto con la realidad, ilusiones y alucinaciones.

Pirimidina: Una de las bases de nitrógeno de los ácidos nucleicos (con las purinas). Por ejemplo, la citosina, la timina y el uracil.

Radicales libres: Moléculas altamente reactivas que tienen un electrón suelto, es decir no apareado. Son muchas las funciones fisiológicas que generan radicales libres (producción de energía, defensas inmunitarias, etc.), pero sus efectos se ven compensados por la presencia de antioxidantes. Cuando el nivel de los radicales libres aumenta (tabaco, alcohol, contaminación, radiaciones) o cuando el aporte de antioxidantes disminuye se produce un desequilibrio que puede afectar a toda la célula: membranas, proteínas, genes, etc. El ADN de los genes de cada célula se verá afectado 10.000 veces al día. La mayoría de las lesiones que se producen por esta causa, sin embargo, son reparadas, aunque con la edad, cada vez se reparan en peores condiciones. La acumulación de lesiones no reparadas o mutaciones explica los fenómenos de

la senectud y la aparición de patologías degenerativas cuya frecuencia aumenta con la edad, como el cáncer.

Receptores: Elementos colocados en la membrana de una célula a los cuales pueden unirse moléculas mensajeras como las hormonas o los neurotransmisores. La unión provoca cambios en la célula.

RDA (*Recommended Dietary Allowance*): Aporte nutritivo recomendado en Estados Unidos.

Reducción: Reacción química que se traduce en un aumento de electrones por el agente reductor en detrimento del agente óxido.

Serotonina: Neurotransmisor que interviene en el control de los impulsos y la agresividad. Se sintetiza a partir del aminoácido triptófano, con la ayuda de la vitamina B6.

Significación (grado de): Cuando la estadística constata irregularidades en los resultados de dos tratamientos, se pregunta sobre su significado, es decir, quiere saber si la diferencia puede ser debida al azar. Para ilustrar este concepto, tomemos un ejemplo: se administró vitamina C a 200 personas contaminadas por el virus de la gripe, mientras que a otras 200 se les daba un placebo. Al final del experimento, el 30 % de las personas del grupo «vitaminado» había desarrollado la enfermedad, mientras que la cifra era del 50 % en el grupo placebo. ¿Cómo saber si la diferencia del 20 % es debida sólo al hecho de haber tomado vitamina C? Para ello, el estadista emite la hipótesis provisional de que las posibilidades de curación son iguales para ambos grupos (es la hipótesis de diferencia nula o hipótesis nula). Ahora bien, el cálculo de posibilidades afirma que en la hipótesis nula habría menos de 1 posibilidad sobre 1.000 de llegar a una diferencia del orden de la constatada. Por convención, los estadistas estiman que por debajo de 5 posibilidades sobre 100, una diferencia es significativa. En nuestro ejemplo, la hipótesis nula (igualdad de eficacia entre la vitamina C y el placebo) aparece como inverosímil: se debe rechazar y reconocer que el resultado es significativo. Así, el estudio concluirá que la vitamina C ha aportado una protección real contra la gripe. El número de posibilidades de llegar a una diferencia en la hipótesis nula se denomina grado de significación. En los resultados de los estudios se anota en forma de «p». Cuanto más pequeño es el valor de «p» —por debajo de un 5 %— más significativo es el resultado.

Esteroide: Sustancia química próxima al colesterol del que es un derivado. Los ácidos biliares, ciertas hormonas (andrógenos, estrógenos, progesterona, corticosteroides), la vitamina D y sus derivados son esteroides.

Esterol: Precursor de los esteroides. El más conocido es el colesterol.

Suplementos: Consumo de vitaminas y minerales (u otros nutrientes) extras con respecto a los que aporta la alimentación. Las vitaminas y minerales que se absorben de esta manera, en forma de comprimidos, cápsulas, polvo o bebidas, se denominan suplementos.

Suprarrenales (glándulas): Se trata de dos glándulas situadas encima de los riñones. Producen y secretan hormonas: cortisol, adrenalina, noradrenalina en respuesta al estrés fisiológico y psíquico.

Superóxido dismutasa (SOD): Enzima antioxidante que contiene zinc, cobre o manganeso. Su papel es neutralizar el radical superóxido. Produce agua oxigenada que, a su vez, debe ser neutralizada.

Sinapsis: Espacio de conexión entre dos neuronas donde se produce la transmisión de la información por medio de un neurotransmisor.

Síndrome: Conjunto de síntomas que se presentan en enfermedades diferentes, que por sí solos no caracterizan una enfermedad.

Sinergia: Acción combinada de varias sustancias cuyos efectos son superiores a la suma de sus efectos individuales.

Termogénesis: Producción de calor por el organismo. En el descanso, es producto de actividades metabólicas, digestivas y musculares.

Trombosis: Obstrucción de un vaso por formación de trombos que interrumpen el flujo sanguíneo y privan a un órgano (corazón, cerebro) de oxígeno.

Triptófano: Aminoácido (uno de los nueve esenciales) presente en poca cantidad en la alimentación y precursor del neurotransmisor serotonina. El cuerpo convierte un poco de triptófano en vitamina B3. El triptófano existía en forma de suplementos hasta 1990 en que se retiró del mercado después de una serie de intoxicaciones debidas al consumo de un lote contaminado. Había demostrado su eficacia en ciertos estados depresivos e insomnio. Actualmente, su venta está prohibida.

Tirosina: Aminoácido precursor de los neurotransmisores dopamina, adrenalina y noradrenalina. El estrés y el agotamiento intelectual pueden provocar una caída de la tasa de tirosina en las neuronas y reducir la capacidad de atención y de concentración.

UI: Unidad internacional. Sistema de medida de la actividad biológica de un nutriente y más particularmente de las vitaminas A, E y D. El concepto UI, teóricamente, ha sido abandonado por los científicos al entrar en vigor otras unidades de medida. Pero, en la práctica, se sigue utilizando por los fabricantes de vitaminas.

Vasoconstricción: Disminución del diámetro de un vaso.

Vasodilatación: Aumento del diámetro de un vaso.

Vitaminas: Sustancias orgánicas necesarias para la vida. Las necesidades diarias del organismo se cifran en miligramos, incluso en microgramos. El ser humano no las sintetiza o lo hace insuficientemente; deben ser aportadas por la alimentación o los suplementos. Una clara insuficiencia vitamínica provoca, en pocas semanas o pocos meses, señales biológicas y clínicas de carencia que pueden afectar seriamente la salud. La insuficiencia marginal crónica provoca deficiencias que pueden conducir a la aparición de enfermedades degenerativas.

ÍNDICE